Hippolyta   Zur Praxis-Eröffnung alles Gute

HIPPOLYTA ·
ZUR PRAXIS – ERÖFFNUNG ALLES GUTE

Feuilletons und Glossen einer Arztfrau

2. Sammlung

Von der gleichen Autorin erschienen:
Bitte tief einatmen!
Feuilletons und Glossen einer Arztfrau.
ISBN 3-456-80874-7
Verlag Hans Huber, Bern

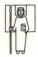

© 1984
Satz und Druck: Buchdruckerei Schwanden
Zeichnungen: Jürg Furrer
Verlag: Fridolin-Verlag
               CH-8762 Schwanden
Printed in Switzerland

Inhalt

Zur Praxiseröffnung alles Gute	7
Ärztlich empfohlen	11
Gruppenbild mit Schwarzwäldertorte	14
Datenschutz für Wilhelm Tell	17
Die Schlankheitskur	22
Das ewig Weibliche	27
Kleinsteinkommen	29
Gewässerschutz	34
Kleine Kinder, kleine Sorgen	38
Praxishilfe gesucht	42
Problembewältigung	45
Etappen	48
Casus Cactus	50
Requiem für Schwester Dora	55
Alltags-Psychologie	60
Einer dieser Tage	63
Tauschgeschäfte	66
Mick Münsiger und der Biorhythmus	68
Keine Chance für den «Arzt von morgen»	74
Frankenstein lässt grüssen	78
Der Witwer	82
Wird Prinzessin Sonja ihr Baby verlieren?	85
Sag's doch schnell per Telefon	89
Goethe und der Marktanteil	93
Neujahrsgruss	97
Medizinmänner	101
Schlang Fang	104
Wer sich in Gefahr begibt	107
Die Reise zum Jungfraujoch	110
Diamanten	115
Seelenwanderung	118
Bettgeflüster	122
Ambivalente Gefühle	124
Ikarus – ohne Netz und doppelten Boden	128
Tornado II	133
Kranken-Kürzestgeschichte	136

Rio Grande	137
Milchmädchenrechnung	140
Daktari	145
Madonna im Rosenhag	150
Do you speak BASIC?	153
So ein netter Mensch	157
Kommunikation	160
Familien-Sparkonferenz	163
Um schonendes Anhalten wird gebeten	169
Kurzarbeit	172
Bibliophiles	176
Wanderer, kommst du nach Chongqing	180

Zur Praxiseröffnung alles Gute

Lieber Neffe,

ich danke Dir herzlich für Deinen ausführlichen Bericht über Deine bevorstehende Praxiseröffnung. Es stimmt natürlich, dass wir seinerzeit keinen Bruchteil der von Dir angetönten Hindernisse zu überwinden hatten, aber Deine fast vorwurfsvolle Bemerkung, wir machten uns von den heutigen Schwierigkeiten keine Vorstellung, ist doch etwas danebengegriffen.

Ich habe mir nämlich im Laufe der Jahre ein Raritätenkabinett von verwirklichten Ideen zur erfolgreichen Praxiseröffnung angelegt, und aus dieser Sammlung will ich Dir gerne ein paar Tips verraten. Da ich Deinen zurückhaltenden und kaufmännisch ungebildeten Charakter zu kennen glaube, muss ich allerdings annehmen, dass meine Ratschläge auf steinigen Boden fallen werden. Dennoch:

Als erstes wirst Du Dir ein grossformatiges Schild machen lassen, auf dem alle Deine Tätigkeiten und Einrichtungen lückenlos aufgeführt sind. Dabei ist es ein Vorteil, dass Du Urologe bist, das gibt eine ganz schöne Liste. Schreibe alles in gut verständlichem Deutsch an, das wirkt transparent und modern, besonders wenn es der Mann von der Strasse verstehen soll. Ist er erst einmal Dein Patient, so kannst Du immer noch zum wirkungsvolleren Latein übergehen. Achte auf psychologische Finessen, schreibe nicht «Sterilisation beim Mann», sondern «männliche Sterilisation» (die Adjektivform hilft suggestiv über gewisse wunde Punkte hinweg), und führe neben den schweizerischen Universitäten, die Du besucht hast, auch die beiden ausländischen an. Dass Du in Cincinnati, Ohio, nur als Austausch-Mittelschüler des AFS warst und in Cambridge nur ein Semester Archäologie studiert hast, spielt keine Rolle.

Ein Nachteil ist Dein Entschluss, ausgerechnet in der Berner Altstadt praktizieren zu wollen. Wie willst Du Deine Tafel im Lauben-Zwielicht zwischen den Blickfängern der neusten Schuhmode und dem Schaukasten der «Boutique Suleika» richtig zur Geltung bringen? Kein Mensch wird merken, dass sich da zwischen dem Zahnarzt und der Intercompany-Holding im dritten Stock etwas Umwerfendes ereignet. Fürs erste würde ich also die Tafel an einem auffälligen Ort anbringen, zum Beispiel im Schaufenster der Caran d'Ache in der Bahnhof-Passage. Der Grossvater, der an der Hand seines Enkels gerne ein bisschen vor jenem Schaufenster verweilt, um seiner Claudicatio Linderung zu verschaffen, wird beiläufig auch Deine angepriesenen «Prostataleiden» in sich aufnehmen und sich Deine Adresse merken. Als parallel laufende Aktion lässt Du in sämtlichen übriggebliebenen Berner Zeitungen während zwei Wochen täglich ein viertelseitiges Inserat zur Praxiseröffnung erscheinen. Bis die Berner Ärztegesellschaft Deine standesrechtlichen Zuwiderhandlungen zu ahnden beginnt, kannst Du ohnehin beide Aktionen abbrechen, denn ihr Zweck ist erfüllt. Die Busse, die man Dir allenfalls auferlegen wird, sollte Dich kaum empfindlich treffen eingedenk des sofortigen Erfolges Deiner Kampagnen, und ausserdem kannst Du sie als Praxiseröffnungsspesen von der Steuer abziehen. Wenn Du moralische Bedenken hast, was Dir am Ende noch zuzutrauen wäre, so solltest Du zumindest sofort ehrlich zerknirscht und bussfertig behaupten, dass Du Dir dieses Fehlers in der Tat nicht bewusst gewesen seist; vielleicht wird man Dir als Neuling diesen einmaligen Irrtum nachsehen.

Eine elegantere Variante bietet die Tatsache, dass das Haus, in dem Du praktizieren wirst, gerade einer Totalrenovation zum Opfer gefallen ist. Du könntest also dem Bauherrn oder dem Innenarchitekten gestatten, zur Werbung für die noch unvermieteten Büroräume einen ausführlichen Baubeschrieb Deiner Praxis in der Zeitung zu veröffentlichen («Im grosszügigen Empfangstrakt Akklimatisationsnische mit Videogerät, Background-Musik ab Band oder TR in allen Annexräumen»). Gegen solche Praktiken wird niemand ernstliche Einwendungen machen können; schliesslich werden Ärzte auch von anderen Branchen zur Werbung missbraucht.

Und nun noch ein paar Worte zu den Eröffnungsfeierlichkeiten. Lade nur ja nicht einen Künstler ein, seine Werke an Deiner Vernissage zu präsentieren, das ist ein viel zu alter Hut. Lass Dir etwas Originelles, Verrücktes einfallen. Suche noch rasch die Bekanntschaft eines Politikers vom Nationalrat an aufwärts oder eines gewieften Wirtschaftskapitäns, der bei Deiner Laudatio anlässlich der Feier Eure langjährige Freundschaft an der richtigen Stelle zur Geltung bringen kann. Wage auch avantgardistische Ideen bei den kulinarischen Darbietungen: Natürlich Champagner und Kaviar (lass Dich vom Bestsellertitel eines snobistischen Mittelklasse-Autors nicht beirren: es muss immer Kaviar sein!), aber nicht einfach so phantasielos serviert. Lass den Champagner in die Vierzig-Milliliter-Ampullen abfüllen, in denen Dir sonst Dein Röntgen-Kontrastmittel geliefert wird, und lass den Spieltrieb Deiner Gäste sich voll entfalten, indem Du sie den Kaviar mit Zungenspateln aus Reagenzgläsern grübeln lässt.

Und nun wünsche ich Dir alles Gute zur Praxiseröffnung. Mit herzlichen Grüssen von Deiner Tante

Hippolyta

Ärztlich empfohlen

Ein neues Bett könnte wahrscheinlich nicht schaden. Ob's aber auch nützt, kann mir kein Mensch sagen, denn mehr als «richtiges Liegen» wagt mir niemand zu garantieren, und was mich betrifft: ich liege richtig. Aber wenn zwei dasselbe im selben Bett tun, so ist es nicht immer dasselbe. Alle paar Monate geht das Stöhnen von neuem los; in aller Herrgottsfrühe spüre ich es ungemütlich kalt werden an meiner Seite, höre meinen Bettgenossen auf leisen Sohlen im Finstern umherwandern, ab und zu einen verhaltenen Schmerzenslaut, wenn die Bettkante wieder einmal nicht dort ist, wo sie seinem ausgeprägten Orientierungssinn nach sein sollte. Wenn er am Morgen auffällig leise spricht, als käme ihm der Atem aus einer falschen Kehle, so brauche ich erst gar nicht zu fragen: diesmal ist es wieder die Brustwirbelsäule.

Natürlich gibt es Medikamente – sehr gute sogar – für seine Patienten. Aber selbst etwas Derartiges zu schlucken – also nein, schliesslich weiss er ja, wo's ihm fehlt, das sollte reichen. So übersteht er seine Schübe mit nächtlichen Wanderungen, schleicht tagsüber mit verkrümmtem Oberkörper und einseitig hochgezogener Schulter durch die Praxisräume wie eine wandelnde Selbstschussvorrichtung und erlabt sich nach getanem Tagwerk an der Genugtuung, theoretisch arbeitsunfähiger gewesen zu sein als der arbeitsunfähigste seiner

Patienten. Nein, wirklich, wir brauchen dringend ein besseres Bett, so eines mit allen Schikanen, mit Vollgummifelgen und Kandaharbindung, einer Sandwichmatratze mit hochelastischem Polyätherkern und einem halben Zoo an Haarigem drum herum gewickelt (was Kamel- und Rosshaar ist, weiss ich, aber haben Sie schon einmal ein «Weblamm» gesehen?).

Aber es passt mir eigentlich gar nicht. Ich habe noch keinen Gegenstand so innig und so dauerhaft geliebt wie mein Bett. Wenn es draussen so richtig stürmt und tobt, der Novemberwind um die Hausecken heult und peitschender Regen auf Dach und Garten niederprasselt, ist mein Bett das einzige, was mir «Heimat» bedeutet, zwei Quadratmeter Geborgenheit, und die ganze übrige Welt kann mir gestohlen werden.

Vor langer Zeit habe ich uns neue Kopfkissen gekauft – die alten reuen mich noch jeden Tag. Und nun gleich ein ganzes Bett, und was für eines! Gegen das Wort «flexibel» habe ich ohnehin etwas, es tönt so unstet, charakterlos, anpässlerisch.

Aber gegen die Rückenschmerzen auf der offenbar schlechteren Hälfte unseres Bettes habe ich auch etwas. Seit Wochen hausiere ich also in allen Bettengeschäften der Region mit einer genau umschriebenen Diagnose, und die einzige Erkenntnis, die ich dabei gewann, mündet in den zielsicheren Griff des Verkäufers nach der wuchtigsten Unter- und Obermatratzenkombination, die mit dem Aufdruck «ärztlich empfohlen» und einer Null mehr auf dem Preisschild versehen ist. Für vorbestehende Rückenleiden – das ist mir schon aus dem Umgang mit Versicherungen klar – reicht eine dreistellige Matratze nicht aus. Aber jedesmal, wenn ich für meine Zusatznull noch ein bisschen mehr Information, vielleicht Einsicht in die genaueren Zusammenhänge haben möchte, gibt mir der Schlaf-Fachmann, der seine Weblammfelle schon halbwegs davonschwimmen sieht, den abschliessend triumphalen Rat: «Fragen Sie Ihren Arzt!»

Gut, ich gehe nach Hause und frage meinen Arzt. Er weiss von nichts. Das ist wieder typisch für ihn: von nichts, was da so «ärztlich empfohlen» wird, hat er auch nur die leiseste Ahnung, weder von klinisch getesteten Kosmetika, von Antischnarch-Apparaten, von Betten noch von all den anderen Dingen, über die das Fotomodell «Jean-Pierre» sonnengebräunt mit geblecktem Gebiss und lässig umgehängtem Stethoskop in jedem Heftchen Bescheid weiss.

Es ist ein Jammer, was uns dadurch alles entgeht. Vor Jahren hat ihn eine Mineralwasserfirma angefragt, ob er bereit sei, ein vorgedrucktes ärztliches Attest über die Güte ihres berühmten, Jahrtausende alten Wassers zu unterzeichnen. Da ihm darüber nichts Näheres bekannt war, sah er sich dazu nicht in der Lage. Aus der in Aussicht gestellten Gegenleistung wurde daher nichts, und so müssen wir Ärmsten unser Mineralwasser bis auf den heutigen Tag selbst bezahlen.

Vielleicht sollte er sich jetzt als Betten-Begutachter zur Verfügung stellen. Es könnte sich lohnen. Am Ende käme unser altes Bett wieder zu neuen Ehren...

Gruppenbild mit Schwarzwäldertorte

Den Anfang ihrer Bekanntschaft muss ich um einige Minuten verpasst haben. Bei meinem Eintritt in den nachmittäglich leeren Tea-Room eines fremden Dorfes sind die beiden älteren Damen soeben im Begriff, ihr Kaffeegeschirr an einen gemeinsamen Tisch zu tragen. Ihr enttäuschter Blick in meine Richtung macht mir sofort klar, dass meine Anwesenheit eine Bedrohung für die zartkeimende Tortenauswahlverwandtschaft bedeutet.

Höflich schnappe ich mir daher eine dicke Zeitung und verziehe mich damit in die hinterste Nische des Raumes, wühle hinter Plastikpflanzen getarnt laut raschelnd in meinem Blätterwald und öffne das indiskretere meiner Ohren der gemütlich dahinplätschernden Fuge für zwei Mezzosoprane.

Also, eben, und nachdem sie dann auch die falschen Spritzen bekommen habe, sagt die kleine Dürre, die sich ausschliesslich mit der linken Hand bedient, sei sie einfach nicht mehr hingegangen. Die andere mit den samten wabbligen Hängebacken und dem österreichischen Gamsbart am Hut nickt ihr mit tiefsinnigem Blick zu. Bei ihr ist der Passus mit den falschen Spritzen offenbar bereits über die Bühne gegangen, bevor ich sie betreten habe, und mir bleibt nur festzustellen, dass wieder einmal die völkerverbindendste aller medizinischen Moritaten als Grundlage für die Zusammenfügung einsamer Herzen herhalten muss. Unglaublich, wie mich in letzter Zeit der Volksmund mit «falschen Spritzen» verfolgt; bald einmal werde ich eine Statistik aufstellen und schlagend beweisen können: es werden weit mehr falsche als richtige Spritzen gegeben.

Die kleine Dürre hebt mit der linken Hand ihre rechte hoch und drapiert sie neben ihrer Kaffeetasse, etwas von chronischem Muskelschwund faselnd und faszinierend Kleinkariertes auswalzend. Narrt mich mein Gedächtnis oder habe ich die Frau tatsächlich vor ein paar Minuten mit beiden Händen Kaffee und Kuchen durchs Lokal balancieren sehen?

Nun knetet sie immer wieder ihre Mittelhand und legt in ihre Stimme ein Timbre, das «tapfer und frohmütig, aber nicht zu sehr» andeuten soll. Nein, gebrochen war sie nicht, gibt sie auf eine Frage der anderen zu, aber doch «ziemlich stark angebrochen», und dies schon seit Monaten, wohlgemerkt.

Ach, sie hat einen schweren Stand, nur so mit ihrem Mittelhandknochen, der nicht einmal richtig gebrochen war. Sie hat auch sonst nichts vorzuweisen, kein bisschen Zucker, keinen hohen Blutdruck, nicht einmal eine Brille – kurz, sie ist eine medizinische Niete. Die andere nämlich, Schwarzwäldertorte verschlingend und Café mélange schlabbernd, ist ihr haushoch überlegen. Sie hat einen Lungenriss, drei Magengeschwüre, eine Rückgratverkrümmung und einen stark vermuteten Herzklappenfehler. Ich spähe durch das Plastikgemüse an meiner Seite, um mich davon zu überzeugen, dass sie wahrhaftig und lebendig dasitzt und ich nicht etwa ihren Astralleib reden höre. Nun streift sie auch noch ihren Blusenärmel zurück, um der anderen irgendetwas zu beweisen, und darauf sinkt das Gespräch für eine Weile zu einem ehrfurchtsvollen Gemurmel ab, dem von weitem nur noch zu entnehmen ist, dass ihr Arzt sie mindestens einmal monatlich vor dem sicheren Tod rettet. Und nicht einmal eine Diät ist ihr auferlegt, wie sie triumphierend und voller Stolz berichtet: «Denken Sie, er hat sogar gesagt, ich solle mir nur alles gönnen, worauf ich Lust habe, das sei gut für mein psychisches Wohlbefinden.» Und sie gönnt sich nochmals ein Stück Schwarzwäldertorte. Dann kramt sie einen Zettel hervor und schreibt der kleinen Dürren die Telefonnummer ihres Arztes auf.

Eigentlich würde ich gerne in ein paar Wochen wiederkommen, um zu hören, wie es der kleinen Dürren ergangen ist. Vielleicht hat sie inzwischen eine chronisch geschwollene Niere, ein zu tiefes Cholesterin, ein um zwei Prozent zu hohes Haemoglobin und einen solchen Katalog an klangvollen Präsentiersymptomen, dass sie ihren lausigen Mittelhandknochen getrost endlich vergessen kann.

Datenschutz für Wilhelm Tell

In einer kleinen Gemeinde des Neuenburger Jura wurde am 3. September 1950 ein Kind mit dem verpflichtenden Namen Wilhelm Tell geboren. Da in jenen Jahren noch nicht allgemein bekannt war, dass Kinder in den ersten beiden Lebensjahren in gewissenhaft eingehaltenen Abständen pädiatrisch untersucht werden müssen, brachte Frau Tell den Sohn 1952 erstmals zu ihrem Hausarzt, um ihn gegen Pocken impfen zu lassen. Anlässlich dieser Konsultation hielt der Arzt in seiner Krankengeschichte fest, dass das Kind ausserordentlich intelligent zu sein scheine, da es bereits Farben kenne (beim Austritt einer Kette winziger Blutperlen zeigte Wilhelm auf den Kratzer und sagte «rot»).

Bei der nächsten Konsultation 1953 beklagte sich die Mutter darüber, dass der Knabe in letzter Zeit ausgesprochen schlecht esse. Da dieses spezielle Phänomen hauptsächlich bei italienischen Gastarbeiterkindern zu beobachten war, die mit der vorgeschriebenen Menge ihrer täglichen Spaghetti nicht fertig wurden, bediente sich der Arzt nach knapper Abklärung seines individuellen Codes und schrieb «nmn» (non mangia niente) in sein Karteiblatt.

Dann sah er den Knaben jahrelang nicht mehr. Die Kinderkrankheiten überstand Wilhelm ohne ärztliche Hilfe.

Im Alter von elf Jahren wurde Wilhelm Tell zusammen mit seinem Schulkameraden

Emil Suter vom Lehrer in die Arztpraxis gebracht. Wilhelm trug den Abdruck eines menschlichen, nicht ganz ausgewachsenen Gebisses am rechten Unterschenkel, der bläulich umschrieben und an drei Stellen leicht blutverschmiert war, während Emil diverse Prellmarken an der linken Thoraxseite aufwies. Anlass zu dieser verbissenen Prügelei war der Linksaussen von Xamax Neuchâtel oder vielmehr dessen Autogramm gewesen, das Wilhelm kürzlich gegen die Erledigung umfangreicher Schularbeiten von Emil erstanden hatte. Nach erbrachter Gegenleistung hatte sich der Verdacht der Unterschriftenfälschung an eben diesem Morgen bestätigt.

Im Sommer 1965 war in den ärztlichen Annalen eine nächtliche Extrakonsultation vermerkt. In den ersten Morgenstunden des 7. Juli ertönte die Hausglocke mit penetranter Beharrlichkeit. Die Frau des Arztes stürzte unverzüglich im Nachthemd zur Tür, um den Schlaf ihrer Kinder vor dem Dauergeklingel zu schützen. Draussen kauerte in der Ecke unter dem Briefkasten ein nicht sehr wackerer Tellensohn, der schützend seinen Kopf mit verkrampften Armen und weitgespreizten Fingern umklammerte und sich wimmernd gegen irgendwelche phantastischen Tiere wehrte, die ihn aufs ärgste zu bedrängen schienen. Der herbeigeholte Gatte nahm Wilhelm mit in sein Sprechzimmer, wo nach und nach herauskam, dass die Eltern Tell bereits am Nachmittag in die Ferien gefahren waren und den Sohn angewiesen hatten, ihnen am nächsten Morgen nach der Klarinettenstunde nach Kandersteg nachzureisen. Den vogelfreien Abend hatte der Bursche in Gesellschaft dorfbekannter «Kollegen» verbracht, die ihm ein winziges Stück Löschpapier zugesteckt und das Blaue vom Himmel versprochen hatten, wenn er daran lutsche. Aus dem Himmel wurde nichts, aber immerhin trug die heraufbeschworene Hölle zur sofortigen Charakterfestigung ihren segensreichen Teil bei.

Drei Jahre später kam, ebenfalls im Sommer, der inzwischen herangereifte Jüngling von der Maturreise nach Paris mit einer inveterierten Schürfwunde an der linken Stirnseite zurück. Seine Klasse war in den Strassen von Paris in hitzige Demonstrationen geraten, und Wilhelm hatte einem Wurfgeschoss nicht mehr rechtzeitig ausweichen können. Auf Diskussionen über die Polizei im allgemeinen und jenen Pariser Flic im besonderen liess sich der nachbehandelnde Arzt nicht ein.

Wieder knapp drei Jahre später, im Frühling 1971, fand im gleichen Sprechzimmer eine eher heitere Sprechstunde statt, als der junge Tell mit einer massiven Verstauchung des rechten Sprunggelenks erschien. Als Student der Architektur, so begann Wilhelm, sei er manchmal an der stilistischen Linienführung gewisser Fensterpartien sehr interessiert. Da es sich offenbar um ein ganz bestimmtes Fenster im Hochparterre eines Wohnblocks handelte, gestattete er dem Arzt anzunehmen, dass er es hie und da auch von innen studiere. Kurz nach

Mitternacht allerdings hatte heute der junge Mann diesem Fenster in unziemlicher Eile den Rücken kehren müssen und war dabei mit dem Fuss in den Dornen einer schlecht plazierten Rosa rugosa hängen geblieben. Die Schilderung dieser Geschichte begleitete er mit verlegenem Augenzwinkern und nestelte schliesslich mit schlecht verborgenem Stolz ein dünnes Kettchen mit einem Medaillon umständlich aus dem Hemdkragen hervor. Die Verstauchung, die ihn für zwei Wochen – tagsüber – arbeitsunfähig machte, war demnach ein äusserst vorteilhafter Preis, den er gerne bezahlte. Im Telegrammstil notierte der Arzt: «Fenstersturz bei Flucht nach nächtlicher Aktion mit Distorsio pedis dext (Trophäe: Goldkette mit Medaillon!).»

Der Rest der Krankengeschichte ist rasch erzählt. 1972 heiratete er sein Medaillon, litt im gleichen Jahr unter einem erfolgreich behandelten rheumatischen Anfall in der linken Schulter und musste sich zwei Jahre später wegen eines bei seiner Frau festgestellten Soor in Parallelbehandlung begeben. Danach beendete er bald sein Architekturstudium mit Bravour und trat eine Stelle in der Bundesrepublik an. Hier enden die Aufzeichnungen.

In den späten achtziger Jahren wurde das schweizerische Gesundheitswesen verstaatlicht. Die Errichtung einer zentralen medizinischen Datenbank wurde beschlossen, und unserem Hausarzt wurde für die Dauer von vier Wochen ein Computerfachmann zur Erfassung sämtlicher Daten aller seit 1945 geborenen Patienten in die Praxis gesetzt. Der Mann verstand etwas von seinem Fach und entschlüsselte die meisten Aufzeichnungen mühelos. Das «nmn» erklärte die Arztgehilfin mit den Worten: «Das schreibt er immer bei Kindern, die nach Angaben der Mutter nicht essen wollen.» Eine weitere Unklarheit ergab sich aus dem Soor der jungen Frau Tell, und der Programmierer wollte vom Arzt wissen, ob er das unter «Geschlechtskrankheit» einreihen müsse. «Nein», sagte der Arzt und erklärte ihm ausführlich, dass es sich beim Soor um einen Pilzbefall handle, der sich in den meisten Fällen nur bei der Frau manifestiere. Der Mann müsse aber mitbehandelt werden, weil er sonst bei einem nächsten Geschlechtsverkehr wieder als Ansteckungsquelle funktionieren könne.

Die sorgfältig erhobenen Daten wurden nun für den Medizinalcomputer verarbeitet und dienten als Unterlagen für weitere staatliche Computerprogramme, die der Bund in stark verkürzter Form zu anderen Zwecken anfertigen liess.

Und so sah schliesslich das abgekürzte Register eines unbescholtenen Schweizerbürgers aus:

Tell Wilhelm, 3. September 1950:
1952 Kommunist
1953 Nahrungsverweigerer
1961 Prügelei
1965 Rauschgiftdelikt

1968 Widerstand gegen Staatsgewalt
1971 Einsteigediebstahl
1972 Rheuma
1973 Promiskuität

Aus unerfindlichen Gründen war auch das nicht ganz passende Rheuma in diese Liste gerutscht. Wobei «unerfindlich» nicht gleichbedeutend ist mit «unnütz», denn eines schönen Tages lag im Briefkasten des inzwischen als beamteter Architekt einer mittelgrossen Schweizerstadt tätigen Wilhelm Tell eine adressierte Drucksache. Inhalt: Werbung für Rheuma-Unterwäsche.

Die Schlankheitskur

Aus verschiedenen Gründen habe ich es mit meinem zeitweiligen Übergewicht etwas schwerer als andere Leute. Andere Leute haben als letzten Ausweg die Autorität des Arztes, die ihren Willen und ihre Selbstachtung stärken hilft.

Bei mir klappt schon dieser Punkt Eins nicht. Mit der Autorität ist es so eine Sache. Wir haben es noch nie ernsthaft miteinander versucht, mein angetrauter Hausarzt und ich; ich platze schon vor Lachen, wenn ich mir nur vorstelle, wie er sich stirnrunzelnd mein Gewicht notierte und mir danach eine diätetische Beratung angedeihen liesse. Möglicherweise würde er mich gar nicht als Patientin akzeptieren, denn meine Auffassung von einer attraktiven Konfektionsgrösse und seine Auffassung von weiblichen Formen decken sich nicht in jeder Hinsicht, und so bleiben für gewöhnlich von vorneherein schon ein paar Pfunde auf der Strecke, im Niemandsland zwischen meinen ehrgeizigen Zielvorstellungen und seiner durchsichtig-faulen Ausrede, ich sei ihm so am liebsten, wie ich gerade sei.

Ich bin also auf mich allein gestellt. Ja, und dann ist da noch eine weitere Komplikation, ich weiss nicht, wie ich das erklären soll. Von anderen Leuten weiss ich theoretisch, dass sie ein Bewusstsein und ein Unterbewusstsein haben. Bei mir gibt es aber schon an der Oberfläche mehrere Schichten, ähnlich wie etwa eine Hängeregistratur, fächerartig unterteilt in Vorder- bis Hinterbewusstsein, und alle können sich mühelos untereinander simultan belügen, ohne dass ich selbst dabei rot werde.

So liegen z.B. in einem der vorderen Fächer das Wissen und die reale Erfahrung, dass es für mich bei Schlankheitskuren nicht nur um Joules und Kohlehydrate, sondern auch noch um Tageszeiten geht, aber mein Hinterbewusstsein will das auf keinen Fall wahrhaben und weigert sich zudem beharrlich, von den herkömmlichen Kalorien auf Joules überzugehen, weil das gleich nach so viel mehr aussieht. Irgendeine frühkindliche Fehlkupplung hat eine Schublade weiter unten den Begriff von Nahrungsaufnahme mit dem Gefühl von Befriedigung und Belohnung verbunden, und darauf schliesst mein Hinterbewusstsein folgerichtig, dass ich viel leichter auf Morgen- und Mittagessen verzichten kann als auf gemütliche, bisweilen abendfüllende Belohnungszeremonien nach des Tages Mühen.

Nun, obgleich ich den Stationenweg meiner Schlankheitskuren weidlich kenne, komme ich gegen besseres Wissen niemals um das niederschmetternde Vorgeplänkel herum: Von frühmorgens bis abends spät faste ich tapfer und nehme nichts zu mir als schwarzen Kaffee und ungesüsstes Mineralwasser. Frohgemut sitze ich ohne Gedeck am Mittagstisch und lasse mich von meiner Familie bestaunen. Ohne gewisse Härten geht es eben einfach nicht, behaupte ich noch beim Nachtessen, nur rigorose Nulldiät bringt wirklich etwas, und daran glaube ich auch, steif und fest, ungefähr bis halb neun. Dann kennt meine Bewunderung für meine eigene Heldenhaftigkeit keine Grenzen mehr; eigentlich, so finde ich nun, müsste ich mich für meine übermenschliche Enthaltsamkeit belohnen, nur ein ganz klein wenig, vielleicht mit einem halben Gläschen Maienfelder, dreiundsiebzig Kalorien pro Deziliter, einfach zur Feier des ruhmvollen Tages.

Nach dem Glas Wein sieht die Welt gleich noch viel freundlicher aus. Ich entspanne mich vor dem Fernseher – also arbeiten kann ich bei solcher Ernährung abends nicht auch noch – und freue mich über die rund zweitausend Kalorien, die ich heute gespart habe. Ich probiere ein klitzekleines Stück des letzten Schinkengip-

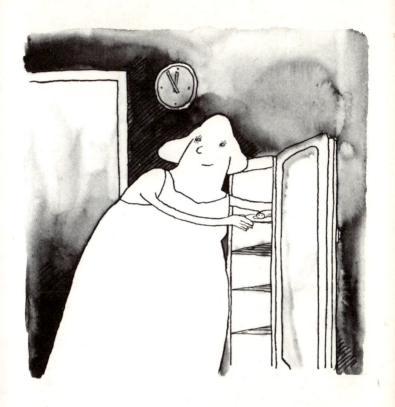

fels, die meine Angehörigen beim Nachtessen so sehr gerühmt haben – vierzig Kalorien mehr oder weniger machen den Hasen nicht fett, und mich auch nicht. Ein einziger Biss, mehr nicht, da bin ich absolut sauber, und wenn ich mir sage: einmal zubeissen, dann bleibt es bei diesem einen Mal. Obschon – dass die genau einen Schinkengipfel übriggelassen haben, ist eine pure Perfidie meiner Lieben. In alle Himmelsrichtungen zerstoben – Klavier üben, Aufgaben, Hitparade hören – haben sie mich mit dem Restbestand von einem einzigen Gipfel einfach allein gelassen, den aufzuheben sich nicht lohnt, und Esswaren wegwerfen – nein, so weit kann ich rein moralisch nicht gehen, das wäre ja krankhaft.

Danach ist aber Schluss, definitiv.

Und was soll ich sagen: gegen Mitternacht, hellwach, opfere ich mein letztes bisschen Charakter dem würdigen Abschied von einem unwiederbringlich verflossenen Tag meines Lebens. Mitten im spannendsten Krimi finde ich mich – eine Art Pawlowscher Reflex – vor dem Kühlschrank wieder, dessen gesamten Inhalt ich gerade vor zehn Minuten auswendiggelernt habe, und kann nun den Anblick der vom Mittagessen übriggebliebenen Wurst nicht länger ertragen: nicht aus Hunger, nur so aus trotziger Lust beisse ich einen zünftigen Zipfel ab, lege den Rest mit leicht lädiertem Triumphgefühl – noch kann ich mich beherrschen! – auf den Teller zurück und begebe mich ohne die geringsten Anzeichen von Müdigkeit zur Ruhe.

Eines aber ist meinem hinterhältigen Hinterbewusstsein zu diesem Zeitpunkt schon völlig klar: der Rest der Wurst wird den Rest der Nacht nicht überleben. Mit hellseherischer Intuition habe ich mir eine kalorisch garantiert unverfängliche Nachttischlektüre ausgelesen, die mir nun prompt zum Verhängnis wird, muss doch der Autor seine daseinsanalytischen Traumtheorien ausgerechnet am Beispiel einer Wurst beweisen. Und während er heftig sein geträumtes Würstchen vor dem gängigen

Schicksal zu bewahren versucht, als Phallussymbol missdeutet zu werden, stelle ich mir vor, was all die Gegner seiner Theorie wohl aus dem zerfleischten, angefressenen und weidwund im Kühlschrank liegenden Zeugen meiner oralen Brutalität machen würden. Ich schleiche in die Küche; kleinlaut und ohne besondere Lust lasse ich die fleischlichen Überreste meiner angeprangerten Psyche verschwinden. Nicht im Abfalleimer.

Na ja, der erste Tag ist in die Binsen gegangen, zugegeben. Morgen fange ich nochmals von vorn an.

Nach etwa zehn Tagen und einer Gewichtseinbusse von zweihundertsechzig Gramm gibt sich mein Hinterbewusstsein geschlagen. Dann beginnt die eigentliche Kur, die langweilige mit den Joules und der Ernährungstabelle, die mit den kleinen, blöden Mahlzeiten und der langen Liste der verbotenen Früchte, die harzige, unspektakuläre, die ich ganz allein und ohne Simultantrick durchfechten muss.

Schade. Die andere Methode fände ich viel effizienter und angenehmer, wenn sie funktionieren würde.

Das ewig Weibliche

Abendlicher Brummton hinter der Zeitung hervor: «Da hat mich heute übrigens der Dachverband der Samariter noch angefragt, ob ich

am sechzehnten einen Vortrag halten könne.»
– «Aber Schatz, das wirst du dir doch hoffentlich nicht auch noch aufladen wollen!» – «Klar nicht. Ich habe anstandshalber um Bedenkzeit bis morgen gebeten, aber ich werde selbstverständlich absagen.»

Fünf Minuten später: «Einen Vortrag worüber eigentlich?» – «Ach, so etwas, wie ich letzten Herbst für die Instruktoren der Fussballclubs machte, Sportverletzungen und dergleichen. Im Prinzip hätte ich den Vortrag zur Hauptsache noch im Kopf, ich müsste nur noch ein paar Einzelheiten modifizieren, aber bis zum sechzehnten bleibt mir dafür wirklich zu wenig Zeit. Du hast vollkommen recht, ich lade mir diesen Monat nichts mehr auf den Hals. Ich sage ab.» – «Das will ich hoffen. Auf eurer Klinik wird man ja sicher noch genug qualifizierte Leute auf Lager haben.» – «Natürlich. Ich werde ihnen vorschlagen, den Brunner zu fragen. Der würde sich doch so gern einmal profilieren...» Bedeutungsvolles Augenzwinkern in ihre Richtung. Sie, irritiert: «Was – den Brunner? Warum gerade den Brunner? Kann der überhaupt reden? – Der hat doch noch nie so etwas gemacht! Hältst du den Brunner tatsächlich für qualifiziert?»

Pause.

«Also weisst du – irgendwie finde ich das doch nicht ganz fair von dir, das mit dem Brunner. Du selber könntest den Vortrag nur aus dem Ärmel schütteln, und da lässt du einen Brunner tagelang krampfen, damit er letztlich doch nur eine miese Figur für deine Abteilung abgibt. Ich meine, das Image eurer Klinik sollte dir doch etwas mehr bedeuten.»

Nach weiteren zwei Minuten beendet er das Gespräch mit einem nicht besonders begeisterten «Wenn du meinst...» und einem unkonzentrierten Rückzug hinter seine Zeitung.

Am nächsten Morgen ist ihr wöchentliches Telefongespräch mit der Freundin fällig. «...natürlich – wem sagst du das – natürlich tut er viel zu viel, aber sag *ihm* das einmal! Da hat er sich doch gerade gestern wieder einen Vortrag anhängen lassen. Es ist manchmal wirklich zum Verzweifeln, dieser Mann hat einfach immer noch nicht gelernt, *Nein* zu sagen!»

Kleinsteinkommen

Ein fiktives Gespräch.

Journalist: «Herr Doktor Hollmeier, ich bedanke mich sehr für Ihren medizinischen Rat. Nun, da ich gerade einmal hier bin, hätte ich noch eine Frage ganz anderer Natur: Sie wissen vielleicht, dass ich nebenberuflich für die „Seldwyler Wochenchronik" arbeite, und da seit kurzem die Diskussion über die Ärzte-Einkommen wieder neu entbrannt ist, hatte ich die Idee, zuhanden unserer Leserschaft die lokalen Ärzte-Einkommens-Verhältnisse auf wissenschaftlicher Basis und mit den neusten Zahlen zu untersuchen. Ihren Kollegen Weisskopf habe ich bereits daraufhin angesprochen. Er macht seine Zusage von Ihrer Haltung abhängig.»

Arzt: «Also – ich halte eine derartige publizistische Arbeit im lokalen Bereich – denken Sie doch: nur zwei Ärzte – nicht für stichhaltig. Ich glaube nicht...»

Journalist: «Aber lieber Herr Hollmeier, es wäre doch für Sie äusserst unvorteilhaft, wenn unsere Leser – unter anderem Ihre Patienten – aus der Zeitung entnehmen müssten, dass sich unsere Studien an Ihrer mangelnden Bereitschaft zur Mitarbeit zerschlagen hat?»

Arzt: «Nun, was möchten Sie denn beispielsweise wissen?»

Journalist: «Zuerst müsste ich wissen, ob Sie voll praktizieren. Davon hängt beinahe alles ab.»

Arzt: «Sehen Sie, das ist bereits eine schwer zu beantwortende Frage. Wenn ich Ihnen angebe, dass ich pro Arbeitstag zwischen 20 und 30 Patienten behandle und davon vier bis fünf Stunden am Kranken und zwei bis drei Stunden mit Administrations- und Laborarbeiten beschäftigt bin – würden Sie das als volles Pensum bezeichnen oder nicht?»

Journalist: «Laborarbeiten? – Haben Sie denn keine Arztgehilfin?»

Arzt: «Nein. Meine Frau ist als Krankenschwester ausgebildet und hat etwa 20 Jahre lang ganztags in der Praxis mitgearbeitet. Heute ist sie nicht mehr besonders gut zu Fuss, so dass ich sie nur noch beanspruche, wenn es gar nicht anders geht.»

Journalist: «Das wären durchschnittlich also sieben Stunden; verglichen mit einem Arbeiter ist das natürlich schon kein volles Pensum, aber wir können ja in diesem Fall einen Gymnasiallehrer oder einen Pfarrer zum Vergleich herbeiziehen, dort hält sich ja die effektive Arbeitszeit noch in wesentlich kleinerem Rahmen.»

Arzt: «A propos effektive Arbeitszeit und Pfarrer: Meinen Sie, wir könnten noch die ein bis zwei Stunden täglich dazurechnen, die ich – zwar meistens in bequemer horizontaler Stellung, was dem landläufigen Begriff von Arbeit bereits widerspricht – dazu brauche, mich durch Zeitschriften-Studium auf den neusten Stand der Wissenschaft zu bringen, oder gewisse Fälle des vergangenen Tages nochmals zu überdenken, um mich zu vergewissern, dass ich in meiner Differentialdiagnose nicht etwas übersehen habe?»

Journalist: «Schwer zu sagen – nein, ich glaube, das müssen wir aus Gründen der Objektivierbarkeit weglassen. Derlei Dinge liegen schliesslich in Ihrem eigenen Interesse; sie sind auch nicht honoriert. Eine Einbeziehung solch unsicherer Faktoren würde z. B. eine Stundenlohnberechnung ganz wesentlich verzerren. Nein, das lassen wir weg. Der Schweizer Durchschnittsarzt muss als Untersuchungsbasis voll leistungsfähig, auf dem neusten Stand der Wissenschaft und bedenkenlos sicher sein. – Kommen wir nun also zu unserem Kernpunkt, dem Einkommen. Uns interessieren nur die

Nettobezüge aus dem Berufseinkommen. Wie war das also bei Ihnen im Jahre 1977?»

Arzt: «Diese Zahl habe ich zufällig im Kopf: das waren Fr. 68 000.»

Journalist: «Und 1978?»

Arzt: «Wenn mich nicht alles täuscht, ungefähr Fr. 58 000.»

Journalist: «Was? Rückläufig!»

Arzt: «Ja. Wissen Sie, damals stolperte ich anlässlich eines Nachtbesuchs über eine unbeleuchtete Treppenstufe und fiel so unglücklich auf die rechte Hand, dass ich mir einen Navicularebruch zuzog. Daraufhin musste ich meine Praxis für drei Wochen schliessen und konnte weitere drei Monate nur teilweise arbeiten, weil mich der Gips behinderte. Da ging natürlich alles viel länger: alles Schriftliche einschliesslich der Krankengeschichten musste ich am Abend meiner Frau diktieren, und bestimmte Untersuchungen, vor allem gynaekologische und neurologische, konnte ich überhaupt nicht mehr durchführen. Bei Injektionen und Ohrspülungen half mir meine Frau, und sie musste mich auch chauffieren, wenn ich Krankenbesuche zu machen hatte.»

Journalist: «Moment – dann kann ich Sie ja für unsere Untersuchung gar nicht verwenden! Es ist statistisch nicht zulässig, dass Ärzte einbezogen werden, die aus irgendwelchen Gründen in der betreffenden Steuerperiode nicht voll gearbeitet haben. Hätten Sie denn nicht einen Vertreter einstellen können – junge Ärzte gibt es ja jetzt die Masse!»

Arzt: «Ja – leider habe ich niemand gefunden, der sich in der Lage sah, meine Praxis ohne Arztgehilfin für vier Monate zu führen. Ich hätte also auch noch eine Praxishilfe anstellen müssen – für so kurze Zeit wäre nur eine relativ teure temporäre Arbeitskraft in Frage gekommen. Da ich normalerweise ausserordentlich tiefe Praxisspesen habe, hätten diese Löhne mein Netto-Einkommen trotz meiner Verdienstausfall-Versicherung auf etwa Fr. 38 000 gedrückt.»

Journalist: «Du liebe Zeit – dann kämen Sie ja erst recht nicht in Frage. Kleinsteinkommen unter Fr. 40 000 fallen ohnehin aus der Statistik!»

Arzt: «Nun, sehen Sie, ich habe mir doch gedacht, dass ich statistisch untauglich bin. Ich will Ihnen darüber hinaus zu Ihrer Beruhigung noch etwas verraten: Sie hätten sich die ganze Fragerei sparen können. Ich habe nämlich im März meinen 67. Geburtstag gefeiert und somit statistisch gesehen bereits vor anderthalb Jahren zu arbeiten aufgehört...»

PS. Um seine schöne Idee von Lokalerhebungen nicht fallenlassen zu müssen, beschränkte sich der Journalist auf eine Darstellung der Einkommensverhältnisse des jungen Seldwyler Allgemeinpraktikers Dr. Weisskopf, der schliesslich mit seinen Fr. 160 000 bis 170 000 pro Jahr wesentlich näher am repräsentativen Durchschnitt lag und also aus lokaler Sicht die vom Bundesamt für Sozialversicherungen angegebenen Durchschnitts-Mutmassungen in echt freundeidgenössischer Art zu erhärten vermochte.

Gewässerschutz

Dies ist die wahre Geschichte eines nicht genannt sein wollenden Arztes, der auf die Idee kam, in einer mittelkleinen nordostschweizerischen Ortschaft ein Wohnhaus mit Arztpraxis zu bauen, nachdem er am selben Ort jahrelang in zwei Mietwohnungen gewohnt und praktiziert hatte. Er fühlte sich in der Gemeinde heimisch, den Einwohnern zugetan, hatte sich aktiv für die Erhaltung einer gesunden und natürlichen Umwelt eingesetzt, wie es sich für einen Arzt geziemt, und unterstützte schliesslich die Dorfpolitiker bei ihrem Vorhaben, den Bau einer zeitgemässen Abwasser-Kläranlage in der Gemeindeversammlung durchzuboxen. Opposition erwuchs der Vorlage eigentlich nur in der Frage, ob eine drei- oder gar vierstufige und entsprechend teure Anlage wirklich notwendig sei, während sich die umliegenden Ortschaften mit zweistufigen begnügt hatten. Man einigte sich endlich trotzdem – oder gerade deshalb – einstimmig darauf, nicht in Halbheiten stecken zu bleiben, denn keiner der hundertachtunddreissig anwesenden Stimmberechtigten wollte sich nachsagen lassen, er denke umweltfeindlich oder gar seinen Nachkommen gegenüber verantwortungslos.

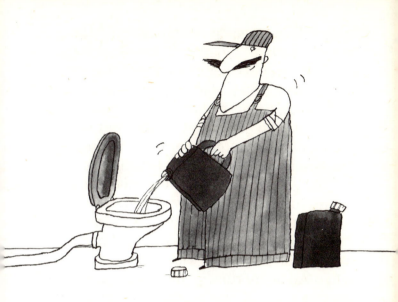

Wenn schon Kläranlage, entschied man, dann nur vom Guten das Beste, mit sämtlichen verfügbaren Stufen; darüber hinaus mit einer gepflegten Umgebung versehen (englischer Rasen und Trauerweiden), mit einem adaequaten Lokal für die Feuerwehr und einer Attikawohnung für den Klärwart.

Der Entschluss unseres Doktors, ein Haus zu bauen, fiel unglücklicherweise just in den Zeitraum, als nach einer volksfestähnlichen Einweihungsfeier das nigelnagelneue Kloaken-Prunkgebäude in Sichtbeton und Cortenstahl seinen Betrieb aufnahm und zusehends zum erklärten Liebling und Renommierstück des örtlichen Tiefbauvorstandes aufrückte. Neue Vorschriften wurden erlassen und den in Frage kommenden Sündern – Industriebetrieben und Hausfrauen – im Doppel zugestellt, denn was bisher dem profanen Abwasser recht gewesen, war der neuen Kläranlage keineswegs billig. Für industrielle Chemikalien wurde je nach Giftklasse eine Melde- oder Bewilligungspflicht eingeführt, für ausgedientes Haushalt-Öl eine obligatorische Sammelstelle, und mit drohendem Unterton wurde jeder in seiner individuellen Währung im voraus für allfällige Schäden haftbar gemacht: die Industrie mit Geld, die Hausfrau mit dem Volksgewissen.

Der Tiefbauvorstand indessen wachte mit missionarischem Eifer über Einwohnergleichwerten und Kapazität, widmete seinen politischen Alltag inbrünstig und vollumfänglich der Entsorgung und brachte auf Gemeinde-Ebene Bestimmungen und Verordnungen ein, von denen die vereinigten Gewässerschutzämter nur zu träumen wagen, und wer ihn von seinem Klärschlamm reden hörte, hätte meinen können, es handle sich um Mousse au Chocolat.

Für die Gemeinde jedenfalls, die glückliche, schien auf Jahre hinaus alles restlos geklärt zu sein. Nicht so die Situation des bauwilligen Arztes, der mit der Eingabe seiner Pläne nicht nur mit der Zehenspitze ins Fettnäpfchen, sondern bis zum Hals in besagten Klärschlamm geriet. Sein ärztliches Labor wurde mit schier untragbaren, regelrecht schikanösen Auflagen torpediert, und auch von den Chemikalien aus der Röntgenfilmentwicklung durfte fortan kein einziger Tropfen mehr in die aufgewerteten gemeindeeigenen Abwässer gelangen.

Und während das Röntgeninstitut des Regionalspitals – Entfernung sechs Kilometer Luftlinie – seine Entwicklerflüssigkeit nach wie vor frohgemut durch eine bloss zweistufige Kläranlage in die öffentlichen Gewässer entlassen durfte, musste der Arzt einen in dreifacher Ausführung gefertigten Vertrag vorlegen, der die Firma, die zwecks Silberrückgewinnung von Zeit zu Zeit das Fixierbad abholte, zur zusätzlichen Mitnahme des Entwicklers verpflichtete. Empört über derart ungewöhnliche und ungerechte Auflagen setzte der Arzt eine Klage an das kantonale Gewässerschutzamt auf. In Anbetracht eines ins Ungewisse verzögerten Baubeginns setzte er sie jedoch wieder ab und reichte zähneknirschend die geforderten Dokumente ein.

Der Doktor, dem Tiefbauvorstand nicht mehr sonderlich gewogen, versuchte sein Zähneknirschen satirisch zu gestalten und bat als gebranntes Abwasserkind den Gemeinderat um die schriftliche Erlaubnis, auch weiterhin den für Laboruntersuchungen benötigten Urin in die Kanalisation ausschütten zu dürfen. Darauf geruhte der Magistrat nicht einzugehen, im Gegenteil, man liess dem unflätigen Gesuchsteller einigermassen ungehalten eine knappe telefonische Antwort zukommen, die im Originalton schlecht wiederzugeben ist, ungefähr des Inhalts, man möge die Behörden nicht mit jedem Urin behelligen.

Wohl oder übel begann ein gutes Jahr später im fertig erstellten Arzthaus ein emsiges

Sammeln, Kanistern, Abtransportieren und Abholenlassen; nach und nach gewöhnte man sich sogar daran.

Einzig die Sache mit dem Röntgenfilmentwickler hat bis auf den heutigen Tag ihren Haken. Der vertraglich gebundene Silberrückgewinnungsbetrieb, der seinen Sitz in einer anderen Landesgegend hat, wechselt offenbar häufig sein ambulantes Personal, und so löst das Vorweisen des seltsamen Vertragspapiers bei jedem uneingeweihten Abholer erneutes ungläubiges Kopfschütteln aus. So etwas, bestätigt jeder, gibt es sonst im ganzen Land nicht mehr. Was er damit mache? Mit dem Entwickler, dem alten, den kein Mensch zu nichts mehr brauchen kann? – Nun, er nimmt die vollen Kanister halt eben achselzuckend mit und entleert sie nach einer anderthalbstündigen Lastwagenfahrt zuhause in die Kanalisation. Aber klar doch, Ehrenwort.

Somit bleibt die chemische Zusammensetzung des Rheinwassers bei Basel unter dem Strich etwa gleich. Es lebe der Föderalismus!

Kleine Kinder, kleine Sorgen

Vererbungslehre ist ein faszinierendes Wissensgebiet. Nie habe ich den Biologieunterricht aufmerksamer verfolgt, als wenn von den roten und weissen Blumen des Johann Mendel die Rede war, und natürlich hatte ich zu gegebener Zeit feste voreheliche Vorstellungen von meinen Kindern. Die vielseitigen empirischen Interessen und der prognostisch günstige Intelligenzquotient des zukünftigen Vaters, gemischt mit meinen Neigungen zu kontemplativer Häuslichkeit, erschienen mir recht brauchbar als Grundlage für etwas Lebensfähiges. In Gedanken sortierte ich sogar schon die verschiedenen wünschbaren Rosa-Schattierungen: empirisch-kontemplativ die Söhne, vielseitig interessiert und häuslich die Töchter.

Aber bereits unser erstes rosarotes Blümchen, eine Tochter, hielt sich keineswegs an meine vorprogrammierte Verteilung nach männlichen und weiblichen Gesichtspunkten und brachte ungeniert eine geballte Ladung höchst unweiblich anmutender Mediziner-Gene aus früheren Generationen zum Ausbruch.

Den ersten Beweis für die Niederlage meiner Erbmasse lieferte das Märchen vom Schneewittchen. Nie kam ich über die ersten Sätze hinaus, denn viel interessanter als der Verlauf der Geschichte erschien der Vierjährigen jedesmal die Frage, woran denn Schneewittchens Mutter eigentlich gestorben sei. So wurde das Märchen nach einigen vergeblichen Anläufen definitiv umgetauft und hiess fortan «die Krankheit von Schneewittchens Mutter».

Weitere Märchen fanden nicht mehr statt, denn ungefähr zur gleichen Zeit trat mit den am Familientisch diskutierten Problemen einer Intensivpflegestation die Existenz des Sauerstoffs machtvoll ins Leben unseres Blümchens.

Der Vater tat sich als frischgebackener Assistenzarzt vor der kleinen Tochter gerne mit seinem Wissen hervor, und er war recht stolz auf seine Fähigkeit, ihr in erstaunlich kindgerechter Art die Funktion des Sauerstoffs im menschlichen Gehirn erklären zu können. Tagelang wiederholte sie die Erkenntnis, dass ein Gehirn kaputtgehe, wenn ihm länger als zehn Minuten kein Sauerstoff zugeführt werde, und immer wieder musste ich ihr an der Küchenuhr demonstrieren, wann zehn Minuten abgelaufen seien. Sie setzte sich dann kerzengerade auf einen Stuhl und verfolgte konzentriert den Sekundenzeiger, ohne sich zu bewegen, hielt ein paarmal den Atem an und rutschte nach jedem Zehn-Minuten-Versuch mit ernstem Gesicht und einem letzten skeptischen Blick auf die Uhr wortlos vom Stuhl.

Danach versuchte ich es mit biblischen Geschichten, aber diese – unter ihnen besonders die Wunder – brachten mich erst recht in Verlegenheit. Zwar akzeptierte Blümchen mit erstaunt-belustigtem Augenaufschlag die phantastischen physikalischen Erscheinungen, die dem Volk Israel auf dem Weg ins gelobte Land begegneten, aber bei dem Blinden, der da angeblich ohne Operation wieder sehend wurde, hörte der Spass auf. Ausnehmend gut hingegen gefiel das Gleichnis vom barmherzigen Samariter, das freilich bald Schneewittchens Schicksal teilen musste und in eine zunehmend detaillierte Krankengeschichte des misshandelten Opfers ausartete.

Unglücklicherweise fiel in denselben Zeitraum auch noch Ostern, und meine Auffassung von Mutterpflichten liess es nicht zu, mein Kind über den Kernpunkt der christlichen Heilslehre weiterhin im Ungewissen zu lassen. Breit ausgewalzt unter dem Aufgebot all meiner dramatischen Kräfte erzählte ich die Auferstehungsgeschichte, und selbst aufs neue ergriffen, blieb ich in Gedanken versunken sitzen und bemerkte erst einige Zeit später Blümchens mitleidig-altklugen Blick. «Drei Tage», wiederholte die Kleine nachdenklich und liess mich nicht aus den Augen, «– das ist aber viel länger als zehn Minuten!»

Seither habe ich von sämtlichen nicht beweisbaren Geschichten meine Finger und den biologischen Forschungen unserer Tochter ihren Lauf gelassen.

Inzwischen reift Blümchen der Matura entgegen. Eifrig trage ich Dokumentationen zusammen über Frauenberufe, die man auch in Teilzeitarbeit oder nach einem längeren Unterbruch (sogenannten familiären Pflichten) wieder ausüben kann. Das Thema Medizin wird sorgfältig vermieden, denn nach all den väterlichen Mittagstisch-Monologen über die Entwicklung der Ärztedichte schwebt ein unausgesprochener familieninterner numerus clausus wie ein Damoklesschwert über unserem Hausfrieden.

Unter uns gesagt: wenn ich könnte, wie ich wollte, so würde ich am liebsten im letzten Jahrhundert leben und als jene erste moderne und unerschrockene Pionier-Mutter in die Geschichte eingehen, die ihre Tochter zum Medizinstudium ermuntert.

Mein Pech, dass ich zur falschen Zeit lebe.

Praxishilfe gesucht

Gesucht wird per sofort oder nach Vereinbarung in lebhafte Allgemeinpraxis in Stadtnähe vielseitige, erfahrene Person zur Mithilfe im administrativen und privaten Bereich. Keine Laborarbeiten (Laborantin vorhanden), kein Rechnungswesen.

Verlangt werden: gepflegte Erscheinung, angenehme Umgangsformen, ausgeglichener Charakter, einwandfreie Kenntnisse der medizinischen Terminologie, fehlerfreies Maschinenschreiben ab Diktaphon, Telefonbedienung rund um die Uhr, flinkes Paketauspacken, fundierte Kenntnisse in Papierkorbleeren, Glasschalen- und Lavaboreinigung, unerschöpfliche Hirn-Speicherkapazität für Telefonnummern, Suva-Positionen und PTT-Tarife, Medikamenteneinkauf, Medikamentenlager-Kontrolle während drei Stunden pro Woche in temperaturbeständigem Raum (Rheumawäsche und Pullover vorhanden), diskretes Übermitteln von Wünschen und Rügen des Chefs sowie taktvolles und umsichtiges Eingreifen bei Unstimmigkeiten zwischen Patienten und Mitarbeiterinnen, Grosszügigkeit im Tragen von Verantwortung, insbesondere für Fehler aller Art (unauffindbare Krankengeschichten, falsch gebuchte Termine, Fehlbeträge in der Praxiskasse etc.), Einfühlungsvermögen in das Privat- und Liebesleben der Angestellten.

Gewünscht werden: individuell lockere Betreuung einiger unmündiger Kinder, Kenntnisse in kleineren Haus- und Gartenarbeiten (Zugehfrau zwei Stunden täglich vorhanden), Kochen von einfachen Mittag- und Abendessen in durchschnittlich 14 Minuten nach drei verschiedenen Diättabellen, Überwachung von Garderobe, Frisur und Ausgangsrayon der minderjährigen Familienmitglieder, Kenntnisse in Deutsch, Französisch, Italienisch, Spanisch, Englisch, Lateinisch und Altgriechisch (letztere nicht unbedingt erforderlich, aber vorteilhaft für Aufgabenhilfe), Fachkenntnisse in Pop, Rock, Beat, Punk, Soul und anderen Stilrichtungen sowie Sachverständnis für die entsprechend erforderlichen Lautstärken (Ohropax und Psychopharmaka vorhanden), Selbständigkeit im Treffen von Entscheidungen bezüglich Ferienpläne der Kinder: mit oder ohne Zelt, Freund/Freundin, Ovulationshemmer etc., speziell ausgeprägte Toleranz für Katzen, Nachbarhunde, chemische und physikalische Experimente, Alternativ-Diskussionen, Sammlerleidenschaften, dringend notwendige und andere Sitzungen, ferner umfassende Kenntnisse sowohl der gesamten deutschen Literatur als auch der Tatsache, dass adoleszente Infragesteller davon viel mehr verstehen als ältere Leute, diverse Begabungen praktischer, technischer und musischer Richtung, souveräne Erfüllung von Gastgeberpflichten, exakte Nachführung der privaten Adresskartei und der militärischen Mannschaftskontrolle, selbständiger Einkauf von Nahrungsmitteln, Rasendünger, Krawatten und Geburtstagsgeschenken, Erfahrung in Bank- und Postcheckwesen.

Geboten werden: tägliche Freizeit von 11 (elf!) Stunden zwischen 20 und 07 Uhr (ausgenommen Telefonbedienung), sonntags schon ab 13 Uhr, eine kleine und zwei mittelgrosse Schreibtischschubladen zur freien Verfügung, Mitbenützung des Autos, der Wartezimmerzeitschriften, des Schaukelstuhls und der Hängematte sowie Mitbenützung der elektrischen Schreibmaschine zum privaten bzw. nebenerwerbsmässigen Gebrauch werktags von 19 bis 20 Uhr, Mitbestimmungsrecht über das Fernsehprogramm (ausgenommen während der Tagesschau, der Kinderstunde, der scaccia-pensieri, der klassischen Musiksendungen, der Muppet-Show, der Hitparade, der medizinischen und innenpolitischen Sendungen und der Essenszeiten), freie Kost und Logis, zwei bis drei Wochen Ferien pro Jahr mit allen Schikanen und der zusätzlichen Begünstigung, dem Chef das Frühstück persönlich ans Bett bringen zu dürfen, grosszügiges Salär (aus steuertechnischen Gründen in Form von Naturalien wie Kleider, Theaterabonnement etc.), auf Wunsch Familienanschluss.

Vielseitig interessierte Damen in vergleichbarer, ungekündigter Stellung erhalten seriöse, wertvolle Informationen über Telefon 01/252 22 22. Absolute Diskretion zugesichert.

Problembewältigung

Heute hat mich wieder einmal Signor Capitone telefonisch beehrt. Aus verschiedenen Gründen freue ich mich fast jedesmal, wenn in seinem Leben eine «complicazione straordinariamente problematica» auftritt. Einer dieser Gründe ist sein äusserst gepflegtes Italienisch. Herr Capitone, muss man wissen, ist ein italienischer Halbedelmann mit melierten Schläfen und Menjou-Bärtchen, mit Schuhen, Krawatten und Handtäschchen von Gucci oder Rucci, und alles an ihm ist von Kopf bis Fuss so total abgestimmt, dass ich mich nicht wundern würde, wenn auch seine Dessous von Sockenhalter bis Tanga-Slip im Farbton seiner Brustbehaarung assortiert wären. Aus seinem goldblitzenden Mund winden sich elegant verschnörkelte Satzgebilde in gestochen hingehauchtem Florentinisch, und vergangene Ereignisse – es handelt sich bei ihm meistens um solche – beschreibt er im passato remoto, das seinerzeit in meinem Italienischunterricht als nicht mehr gebräuchliche Ausdrucksform totgesagt und nur am Rande behandelt wurde.

Ein weiterer Grund, warum ich mich über seine Anrufe freue, ist die erstaunliche Tatsache, dass ich ihm fast immer in eigener Kompetenz ausgezeichnet und für alle Beteiligten befriedigend beraten kann, so dass ihm die unnötige Abnützung seines Maserati sowie Arztrechnungen weitgehend erspart bleiben. Diese Einsparungen an seinem Etat und meine umfassenden Kenntnisse in allen erforderlichen medizinischen Fachgebieten wie auch in einzelnen barocken Formen des passato remoto lassen jeweils unsere gegenseitige Wertschätzung ins Unermessliche ansteigen.

Sein heutiges Problem – wie immer eine Subspezies der Gattung «Wein, Weib und Gesang» – steht wegweisend für alle andern: er hat vor einiger Zeit unter unerhörten Qualen, deren Ausmass nur er selbst in der ganzen Tragweite zum Ausdruck bringen kann, das Rauchen aufgegeben. Nun hat er gestern abend, von einem infernalischen Wesen getrieben, in bester Gesellschaft wieder einmal versucht, eine Zigarette zu rauchen, und schon beim dritten Zug – nein, was sage ich, sogar schon beim zweiten! oder vielleicht doch erst beim dritten? – hat er über der rechten Augenbraue einen Schmerz – aber nicht doch, keinen Schmerz, nur einen doloretto dolce, ein sanftes Schmerzchen verspürt. Vorsichtig, wie er von Haus, Geburt und Natur aus ist, hat er unverzüglich das Rauchen zum zweitenmal aufgegeben, und der doloretto ist nicht mehr wieder aufgetreten. Aber die Frage, warum, woher, wie und wodurch sein edles Haupt einem so seltsamen und nie zuvor verspürten Leiden unterworfen wurde, hat ihn nicht schlafen lassen. Und da er sich keine zweite schlaflose Nacht leisten kann, wenigstens – charmant-diskretes Räuspern – nicht aus so unerfreulichen Gründen, beeilt er sich, mir sein Problem und sich selbst zu Füssen zu legen und verspricht mir freiwillig und im voraus, sich meinem Schiedspruch mit männlicher Zucht zu beugen, wie immer er auch ausfalle.

Dem florentinischen Landjunker jetzt, mitten in seiner hochnötlichsten Pein, mit holzbödigen Begriffen wie «gesunder Menschenverstand» auf der brachliegenden Seele herumzutrampeln, hiesse ungefähr gleichviel wie einen achtjährigen Brolio Riserva als Kochwein zu klassifizieren. Nein, sein Leiden will erkannt, gewürdigt und umständlich untersucht und beleuchtet werden. In langem und sorgfältigstem Evaluationsverfahren entwickelt mein messerscharfer Verstand mit logischer, unerbittlicher Konsequenz eine vernichtende Differentialdiagnose, nämlich eine durch lange Enthaltsamkeit neuerworbene Sensibilität auf Zigarettenrauch-Inhalation. Unter dramatisch verhaltenen Seufzern versucht nun Signor Capitone, mannhaft sein Versprechen zu halten und mein grausames Urteil zu akzeptieren: Keine weiteren Rauchversuche, nie wieder, auch nicht in bester Gesellschaft und unter gar keinen Umständen.

Vom ersten Klingelzeichen bis zu Signor Capitones wortreicher Verabschiedung ist so viel Zeit vergangen, dass sich meine warm und feucht gewordene Ohrmuschel nur ungern vom körpertemperierten Hörer trennt, und ich überlege wieder einmal, ob man nicht dem Energiedepartement einen Wärmeaustauscher für Telefonhörer zur Gewinnung von Alternativenergie vorschlagen sollte. Vielleicht liessen sich dadurch einige Probleme bewältigen, wenn auch sicher nicht die überaus komplizierten des Signor Capitone.

Etappen

Wenn mein Mann in früheren Jahren fachliche Veranstaltungen besuchte – und das kam damals recht häufig vor – kam er oft aufgekratzt nach Hause und rapportierte ganz stolz, wer von den anwesenden älteren Kollegen oder gar Koryphäen ihm heute das «Du» angetragen habe. Für den Rest des Abends sonnte er sich dann in seinem eigenen Glanz und kam sich ungeheuer akzeptiert und etabliert vor.

Im Lauf der Jahre verloren solche Ereignisse an Attraktivität. Wenn er heimkam, berichtete er höchstens, was der und jener gesagt hatte, vor allem dann, wenn der Betreffende es besser nicht gesagt hätte. Dass sich der Kreis seiner Duzfreunde wieder vergrössert hatte, merkte ich frühestens beim Briefschreiben ab Diktaphon, weil plötzlich aus einem jahrelang «sehr geehrten Herrn Kollegen» ein «lieber Kurt» geworden war.

Heute erzählt er nichts mehr, ohne dass er gefragt wird, und selbst dann beschränkt sich seine lakonische Auskunft etwa auf: «Das

Essen war gut.» Und um mir jede Frage nach den Raffinessen solcherart gelobter Kochkunst galant vorwegzunehmen, fügt er jeweils rasch mit ehepflichtbewusstem Charme die beruhigende Floskel «aber nicht so gut wie zu Hause» hinzu. Dann gibt er sich dem Nachholbedarf für die sogenannt verlorenen Stunden hin und beschliesst seinen Abend mit einem ausgedehnten Studium der Tageszeitungen.

«Ah, ja –» kommt ihm nach einiger Zeit doch noch in den Sinn, was er im Verlauf der Versammlung mit dem und jenem geredet hat. Den einen kenne ich, jenen andern nicht. «Der ist noch ganz jung», erklärt er, «hat eben erst eine Praxis eröffnet. Scheint ein ganz vernünftiger Typ zu sein.» Junge Ärzte, so will es offenbar ein ungeschriebenes Gesetz der Standesordnung, haben nicht unbedingt vernünftig zu sein. Er blättert mit vehementem Schwung eine Seite um und verkündet nebenbei: «Dem habe ich übrigens das „Du" angeboten.»

Und während er sich in die neue Seite vertieft und die Sache schon wieder vergessen hat, male ich mir aus, wie vielleicht in diesem Augenblick der junge Arzt, der ein vernünftiger Typ zu sein scheint, nach Hause kommt und seiner Frau erzählt, dass der und jener seiner älteren Kollegen ihm das «Du» angeboten habe. Und seine Frau wird liebevoll auf den Stockzähnen lächeln, wenn sie zusieht, wie er sich in seinem Glanz sonnt und sich ungeheuer akzeptiert und etabliert vorkommt.

Fast beneide ich sie ein bisschen darum.

Casus Cactus

Wenn die beiden Ärzte, von denen hier die Rede ist, Dr. Hellgrau und Dr. Dunkelgrau heissen, so ist dieses Wortspiel nicht auf eine Wertung, sondern auf ihre Haarfarbe gemünzt. Grau geworden sind sie beide, der eine in der Praxis, der andere im Spital; der Altersunterschied fällt nicht ins Gewicht.

Dr. Hellgrau also praktizierte seit über zehn Jahren in einer Gemeinde mit dreitausend Einwohnern, und wenn nicht gerade eine Virusepidemie wütete, so führte er ein für landärztliche Begriffe geradezu geruhsames Dasein.

Eines Tages liess sich Dr. Dunkelgrau in seinem Dorf nieder, worüber Hellgrau nicht begeistert, aber auch nicht unglücklich war, denn in der neuen Situation der freien Arztwahl erfreute er sich bei jedem treugebliebenen Patienten eines heimlichen Siegergefühls, was nicht ganz gerecht war, denn bei den wenigsten handelte es sich um bewusste Treue, sondern eher darum, aus alter Gewohnheit lieber den Spatz in der Hand zu behalten.

Im Lauf der Zeit begann Dr. Hellgrau unmerklich immer mehr das Gegenteil dessen zu betonen, was er aus der Haltung seines neuen Kollegen heraussprürte, so, als müsste er eine Art Gleichgewicht zum bisherigen Zustand schaffen. Und da der Neue die Eigenheit entwickelte – oder vielleicht schon im Spital entwickelt hatte –, nicht lange zu fackeln und

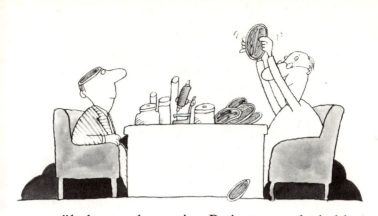

zu pröbeln, sondern seine Patienten recht bald zu umfangreicheren Abklärungen weiterzuschicken, zum Echografieren, Sonografieren und besonders zum Computertomografieren, versteifte sich Hellgrau zusehends auf ein fast leidenschaftliches Gegnertum von Grafien jeder Art. Er stellte besonders die Computertomografien seinen Patienten als unnötig und unzuverlässig vor und nannte sie spöttisch «Amortografien», die niemandem etwas brächten als dem Besitzer des Tomografen; er argumentierte dagegen mit Hölle und Teufel, bzw. mit Strahlen- und Krankenkassenbelastung, und verstrickte sich immer mehr in der Erkenntnis, dass die ärztliche Kunst nunmehr nicht einfach im Heilen bestand, sondern darin, sich selbst und seine Methoden so überzeugend darzustellen, dass der Patient gnädigst davon absehen würde, am nächsten Tag zum nächsten Arzt zu laufen.

Nun denn, in die ländliche Bevölkerung fielen die Computertomografien ein wie weiland die Heuschrecken bei König Pharao, und wer etwas auf sich hielt, präsentierte seinen Bekannten bei geeignetem Anlass anstatt der Ferienfotos aus Tobago mindestens seine in fotografierte Scheiben geschnittene Wirbelsäule, besser noch seinen gescheibelten Schädel in zwei Dutzend niedlich verkleinerten Negativchen, mitsamt der Stelle, wo ein Tumor vermutet, aber gottseidank nicht gefunden wurde. Wo er hinschaute, entdeckte Dr. Hellgrau die schwarzweiss tranchierten Gehirne seiner ehemaligen Patienten. Der stets geistesblitzende Dorfgrafiker machte sich einen Spass daraus, seinen computertomografierten Dachstock, eine Hirnschnitte neben der andern, bleigerahmt wie eine Wappenscheibe an sein Bürofenster zu hängen, um sich an den geistvollen Ausdeutungen seiner Besucher zu erlaben. Allerdings nur so lange, bis ausgerechnet sein bester Freund erklärte, wenn das Objekt eine Spur kleiner wäre, so würde er auf Serie-Röntgenbilder einer tauben Nuss tippen.

In die Atmosphäre dieser einseitig verbissen CT-Schlacht fiel ein typischer Casus Cactus aus allen Wolken auf des hehren Kämpfers hellgraues Haupt herab. Oberflächlich besehen schien es sich um das Modell «Meier-Müller» zu handeln, das er zweimal wöchentlich in seinem Sprechzimmer bereits mit eleganter Routine durchfocht. Das Prinzip: Frau Meier, Patientin von Dr. Dunkelgrau, hatte ihr Schädel-CT mit Erfolg absolviert. Die Gewissheit nämlich, dass ihr mindestens drei Tage andauerndes Kopfweh seine Ursache nicht in einem Hirntumor hatte, brachte neben der diagnostischen auch therapeutische Hilfe: Angst weg, Kopfweh weg. Frau Müller, Nachbarin von Frau Meier, Patientin von Dr. Hellgrau, litt schon seit mehreren Wochen an viel schlimmeren Kopfschmerzen und war sie noch immer nicht los. Der sanfte Versuch, ihrem Hausarzt einen Tip zu geben, bewog denselben, sofort die gängigen «Meier-Müller»-Register zu ziehen, Kosten, Strahlenbelastung, andere Wege und Mittel, Vertrauen und dergleichen mehr in die Waagschale zu werfen. Nach einer anstrengenden Viertelstunde glaubte ihm Frau Müller endlich, versprach, die neuen Pillen während seiner dreiwöchigen Ferienabwesenheit gewissenhaft einzunehmen und vereinbarte einen neuen Termin.

Wen wundert's, dass nach den Ferien nicht Frau Müller, sondern ein Packen Unterlagen aus einem Spital an den einweisenden Dr. Dunkelgrau mit Kopie an Dr. Hellgrau eintraf: eine CT-Kopie, ein Operationsbericht, Hirntumor dort und dort, im Gesunden exzidiert, Heilungschancen sehr gut.

Nach dem Spitalaufenthalt erschien Frau Müller wieder bei Dr. Hellgrau mit der charmanten Bitte, er möge ihr nicht böse sein, dass sie in seiner Abwesenheit... und der Doktor war gerührt ob so viel Treue, denn eigentlich hatte ja sein Kollege... und er versprach Frau Müllern, nicht nur als ihr Arzt, sondern fast schon als ihr persönlicher Freund, keinesfalls böse zu sein.

Vier Jahre später kam Frau Müller, in blendender Verfassung und beschwerdefrei, mit ihrer elfjährigen Tochter in die Sprechstunde. Die Kleine litt seit Wochen unter haargenau denselben Symptomen wie damals – wissen Sie noch? – die glücklich gerettete Mutter; gerettet notabene durch ein im Frühstadium angefertigtes CT. Ihre Ängste waren begreiflich. Wenn nun das Töchterchen…? Dr. Hellgrau beschwichtigte, beruhigte, bei Kindern in so zartem Alter, denken Sie nur, die Strahlenbelastung… aber irgendwie spürte er, dass ihm die rechte Überzeugungskraft abging und sich die Angst der Mutter deckte mit einer uneingestandenen eigenen Ahnung, man möchte sich sonst «zur Sicherheit» interkurrent wieder an den Kollegen Dunkelgrau wenden. Nach eingehender Rücksprache mit einem befreundeten Neurologen meldete er das Kind zum Schädel-CT an, «aus eher psychologischen Gründen», wie er mit schlechtem Gewissen im Anmeldeformular vermerkte.

Das Schicksal verfuhr gnädig mit dem Gewissen des Doktors und zynisch mit der Elfjährigen: entgegen allen Erfahrungen, allen noch so untermauerten Literaturhinweisen und Wahrscheinlichkeitsrechnungen hatte die Tochter eine gleichartige Wucherung an fast der gleichen Stelle wie die Mutter. Exzision im Gesunden, Heilungschancen ausgezeichnet. Zufallstreffer auf der Basis von Unsicherheit und larvierter Rivalität, unbefriedigend; alles in allem: Casus Cactus.

Requiem für Schwester Dora

Diesen Sommer wäre Schwester Dora neunzig geworden. Nun liegt ihr Kirchengesangbuch vor mir neben dem kurzen, trockenen Schreiben des amtlichen Testamentvollstreckers und scheint mir zwischen den goldgeschnittenen Seiten heraus vergnügt zuzublinzeln. Das Buch ist klein und abgegriffen, in geschmeidiges schwarzes Leder gebunden, und kein Mensch würde denken, dass mir ein so sakral, fast bigott anmutender Gegenstand Heiterkeit und Erinnerung an herzerfrischende Augenblicke bedeutet.

Schwester Dora war schon fast achtzig Jahre alt, als wir sie kennenlernten, und natürlich übte sie ihren Beruf als Gemeindeschwester längst nicht mehr aus, aber dennoch freute es sie, wenn wir sie mit «Schwester» anredeten.

Sie war klein und zerbrechlich-dürr wie eine mumifizierte Pharaonentochter. Unter ihrem schwarzen Allwetter-Strohhut waren spärliche weisse Haare zu einem minutiös geflochtenen gelblichen Knoten über dem Nacken zusammengefasst, und zwischen den langen Zahnhälsen ihres porzellanweissen Sonntagsgebisses quollen pralle Pölsterchen aus rosarotem Marzipan hervor. Wenn sie nach resolutem Klopfen ins Wartezimmer trat, verstummten die kleineren Kinder, beobachteten sie aus sicherer Entfernung, etwas näher an ihre Mütter geschmiegt, und tauten auch dann nicht auf, wenn Schwester Dora mit ihrer zittrigen, resonanzlosen Fistelstimme liebenswürdige Annäherungsversuche einleitete. Schwester Dora liebte Kinder über alles, und immer trug sie in ihrer überdimensionierten schwarzen Einkaufstasche ein paar Bonbons mit sich herum, die sie all jenen verteilte, die bereit waren, ihren Namen zu nennen und schön artig danke zu sagen.

Sie selbst lutschte keine Bonbons, nie, auch nicht eines, dafür lege ich meine beiden Hände ins Feuer. Sie war eifrig darauf bedacht, die Diät exakt einzuhalten, die ihr ein leichter Altersdiabetes auferlegte, und da sie sich auf ihr Gedächtnis nicht mehr verlassen konnte, wusste ich nach all den Jahren und durchschnittlich zwei Telefonaten pro Monat nicht nur ihre ganze Diättabelle auswendig, sondern kannte auch die Stellen in ihrer Einzimmerwohnung, die sie zum ganz sicheren Aufbewahren der besagten Tabelle bevorzugte: den Kühlschrank, die Nachttischschublade und das Kirchengesangbuch.

Nach jeder erfolgreich verlaufenen ferngesteuerten Suchaktion war Schwester Dora aufs neue verblüfft über meine telepathischen Fähigkeiten, versprach, sich nun endlich ihre Verstecke einmal zu notieren, aber schon wenige Tage später war es wieder soweit: nun hatte sie auch das vierundzwanzigste Exemplar ihrer Liste der verbotenen Früchte endgültig verloren und schimpfte mit ausgesucht altertümlichen Wörtern aus dem Zürcher Oberländer Idiotikon von 1890 wie ein Rohrspatz über ihre

«Chruutsiene» von Gedächtnis. Da ich gleichentags in ihrer Gegend etwas zu erledigen hatte, anerbot ich mich, die fünfundzwanzigste Tabelle persönlich vorbeizubringen, um ihr den weiten Weg in die Praxis zu ersparen.

Als ich bei ihr eintraf, hatte sie Kaffee und Pâtisserie bereit - der Weg zur Konditorei war etwa doppelt so weit wie der zu unserer Praxis - und ich brachte es nicht über mich, ihr zu sagen, dass ich gerade wieder einmal einen Anlauf zum Kalorienzählen genommen hatte. Beim Anblick ihres Wohnzimmers blieb mir fast der Mund offen stehen. Bisher hatte ich keine Ahnung gehabt, was man alles an monumentalen Massiv-Eichenmöbeln in ein einziges Zimmer hineinbrachte. Schwester Doras Behausung glich einem Museum kurz vor dem Umzug. Jede horizontale Fläche war dicht besetzt mit Gegenständen aller Art, und an jedem Gegenstand war mit einem Klebestreifen ein Zettel befestigt, auf dem mit schwarzer Tinte in zierlicher Handschrift eine Adresse angeschrieben war. Meine fragenden Blicke quittierte sie mit einem stolzen, fast spitzbübischen Lächeln: sie hatte sich in aufwendiger Kleinarbeit auf den Zeitpunkt ihres Ablebens vorbereitet, und was hier herumstand, war gewissermassen ihr Testament. «Wissen Sie», sagte sie mit hochgezogenen Augenbrauen, «ich habe in meinem Leben gar manchen Haushalt auflösen müssen und mir dabei jedesmal vorgenommen: so gehst du einmal nicht aus dieser Welt. Ich habe nie begriffen, warum die

Leute ihre Angelegenheiten nicht besser ordnen können.» Plötzlich belebte sich ihr Blick. Sie erhob sich, öffnete mit hektischen Bewegungen die Türen des gewaltigen Buffets und forderte mich auf: «Sagen Sie, möchten Sie nicht auch einmal ein Andenken an mich haben? Lesen Sie sich etwas aus, das Ihnen gefällt!»

Ich wehrte erschrocken ab und nahm hastig die Diättabelle aus meiner Handtasche, um die alte Frau daran zu erinnern, weswegen ich eigentlich gekommen war. Sogleich brach sie wieder in ein Lamento über ihre Vergesslichkeit aus. «In der Nachttischschublade war sie nicht», beteuerte sie, «ich habe zweimal nachgeschaut.» – «Vielleicht im Kühlschrank?» lächelte ich augenzwinkernd. – «Im Kühlschrank? – Moment», sagte sie unsicher und verschwand nach nebenan, um sogleich triumphierend wiederzukommen: «Hab' ich's doch gewusst, dass sie auch nicht dort ist.» – «Und im Kirchengesangbuch?» Sie langte ihr Gesangbuch vom Nachttisch, hielt es mit spitzen Fingern hoch und schüttelte es kräftig durch. Nichts. Doch, ein kleiner Papierfetzen flatterte auf die Bettdecke. «Das ist es nicht», konstatierte Schwester Dora und klappte umständlich die Lesebrille auseinander. «Da habe ich mir nur einmal etwas aufgeschrieben. – Moment», nun sass die Brille auf der Nase, «hier steht: Nachttischschublade, Kirchengesangbuch, Kühlschrank. – Hm, wenn ich nun noch wüsste, was das zu bedeuten hat...?»

Nun hätte ich mich gerne verabschiedet, aber genau in dieser Minute funktionierte Schwester Doras schwaches Gedächtnis angesichts ihrer offenen Kastentüren einwandfrei, und ich musste einsehen, dass ich sie nicht ohne Kränkung verlassen konnte, wenn ich keinen Wunsch äusserte. «Sagen Sie, sagen Sie etwas», drängte sie, und mein Blick schweifte gehorsam suchend durchs Zimmer und blieb spontan auf dem Nachttisch liegen. «Das Kirchengesangbuch», sagte ich. Dann durfte ich gehen.

Eines Tages rief ein Nachbar an und meldete, dass die Rolladen bei Schwester Dora noch immer unten seien, und sie habe ihn beauftragt, jeden Morgen um zehn Uhr zu kontrollieren, ob ihre Läden geöffnet seien. Andernfalls möge er bitte den Hausmeister und den Arzt verständigen, was er hiermit tue.

Und nun liegt Schwester Doras Kirchengesangbuch vor mir und macht mich ein wenig verlegen. Ich weiss nicht recht, was ich damit soll; ich habe ja selber schon eines. Ein fast neues, dessen dünne Seiten noch aneinander kleben und sich beim zufälligen Aufschlagen immer an der gleichen Stelle öffnen: bei den Taufliedern.

Alltags-Psychologie

Ich grüsse sie jedesmal wie eine alte Bekannte, wenn ich in einem Geschichtsbuch oder in Schillers «Tell» der Stauffacherin begegne, und das hat seinen Grund. Ich habe sie gekannt und verehrt, obwohl sie nicht in Altdorf wohnte, sondern in einem aargauischen Bauerndorf schräg gegenüber unserem Haus. Ihren wirklichen Namen habe ich vergessen, nicht aber ihre kraftvolle Erscheinung, ihre klaren, hellen Augen und ihren unerschöpflichen Gemüsegarten. Wir selbst hatten auch einen Garten, aber der ihre war auf unerklärliche Weise anders; im nachhinein habe ich den Eindruck, als sei dort alles das ganze Jahr über immer gleichzeitig gewachsen, was so ein Flecken Erde überhaupt hervorzubringen vermag.

Dennoch sah ich sie eigentlich nie selbst im Garten arbeiten. Sie hatte dauernd haufenweise Helfer, die ihre Erdbeeren und Stangenbohnen ernteten und für ihre Arbeit mit einem beträchtlichen Teil des Ertrags belohnt wurden. Aber das war wohl nicht der Hauptgrund, warum sich zu jeder Tageszeit aller Gattung Leute bei ihr einfanden und überall mitanfassten. Frau Stauffacher sass derweil in ihrer niedrigen, schummrigen Bauernküche und schnippelte Gemüse. Und hatte Zeit, einfach unendlich viel Zeit. Meist sass ihr jemand gegenüber und schnippelte ebenfalls Gemüse, ob das der Gemeindeschreiber oder die Frau des Zahnarztes war – oder manchmal ich selbst. Wenn ich unsicher an den Pfosten ihrer Küchentür lehnte und sie fragte, ob ich ihr etwas helfen könne, lud sie mich mit einer unbestimmten Geste ein, mich hinzusetzen, stellte eine riesige, zerbeulte Aluminiumschüssel voll steifer, bleistiftlanger Bohnen genau in die Mitte des Tisches, schob mir ein scharfes Messerchen zu, und dann blickte sie mich an, als ob nichts auf der Welt sie mehr interessiere als mein persönliches Wohlergehen, und fragte: «So, geht's dir recht?» Und ohne es zu wollen, breitete ich meine ganzen Kindersorgen vor ihr aus. Sie sagte nicht viel, gab auch kaum konkrete Ratschläge, aber wenn ich zwei Stunden später heimging, mit einer Schürze voll abgefädelter Bohnen als Helferslohn und einer dicken Schnitte selbstgebackenen Brotes, dessen schwarze Rinde salzig-sandig unter den Zähnen knirschte, dann hatte ich das befreiende Gefühl, mein junges, sorgenschweres, verkrachtes Leben mit dem heutigen Tag noch einmal neu beginnen zu können.

Meiner Mutter wollten diese Besuche nie so recht gefallen. Ich merkte es an der vorsichtigen Inquisition, die sie allemal veranstaltete. Sie schien zu befürchten, dass mir die Stauffacherin familiäre Würmer aus der Nase zog und konnte nicht verstehen, warum ich lieber ihre Bohnen abfädelte als unsere eigenen. Ich bemühte mich, es zu erklären; sie versuchte dann ihrerseits, in einer Art Nachahmungsspiel hinter das Geheimnis zu kommen. Wir spielten also «Stauffacherlis».

Aber unsere Küche war so weiss und hell und aufgeräumt, und Mutter schob die Bohnenschüssel immer etwas mehr auf meine Seite des Tisches, damit ich mit meinen kürzeren Armen besser zulangen konnte, und sie gab mir ein Scherchen aus ihrem Nähkasten, denn für den Umgang mit einem Rüstmesser war ich noch zu klein. Dann begann sie mich mit übertrieben gespielter Freundlichkeit über meine Sorgen auszufragen, und wenn es mir endlich gelang, eine möglichst unverfängliche Lebensfrage hervorzukramen, so erstickte sie mich gleich mit gut gemeinten, weisen Ratschlägen und Belehrungen, und mittendrin konnte sie das Spiel abrupt unterbrechen, eine meiner Bohnen zwischen Daumen und Zeigefinger hochheben und mich darauf aufmerksam machen, dass ich das Schwänzchen nicht abgeschnitten hatte.

Ach, es war einfach nicht dasselbe.

Als ich später im Geschichtsunterricht Gertrud Stauffacher begegnete, von der es hiess, dass sie mit schlichtem Rat die Geschicke der Eidgenossen zu lenken wusste und es sich nicht nehmen liess, «ihr Haus zu öffnen und alle aufs vortrefflichste zu bewirten, die sich mit Stauffachern mutig wider den Feind geschlagen hatten», da sah ich sie wieder vor mir, die kräftige, helläugige, stille Bauersfrau aus dem aargauischen Dorf.

Manchmal ergreift mich noch heute ganz plötzlich eine Sehnsucht nach ihr. Vielleicht lebt sie noch. Ich möchte sie so gerne besuchen und ihr sagen, wie wohl sie mir getan hat. Aber aus dem alten Bauerndorf ist inzwischen eine Agglomeration von Hochhäusern geworden, und wenn ich es wiedersehe, so überkommt mich die schreckliche Vision, dass an der Tür einer dieser hübschen, kleinen Dreizimmerwohnungen im sechsten Stock ein Schild hängt mit der Aufschrift: «G. Stauffacher, dipl. psych., Eheberatung, Erziehungsberatung, Lebenshilfe. Sprechstunden nach Vereinbarung.»

Einer dieser Tage ...

An Ferientagen liebe ich nichts so sehr wie den Luxus, das Datum, sogar den Wochentag vergessen zu dürfen. Das kommt wohl daher, dass mir sonst täglich das Datum mit nervenzermürbender Penetranz vor Augen steht und ich es von morgens bis abends immer wieder schreiben muss: auf Sprechstunden-Bestellkärtchen, auf Karteikarten, auf Klebeetiketten für Medikamente, auf Briefe und Notizblätter. Am Morgen mache ich die Kalenderrunde, ändere die Datumstempel, schlage das Terminbuch auf, und da macht er sich dann breit, dieser fünfte Mai oder was auch immer, bleckt mir seinen nackten, runden Bauch entgegen vom Kopf des schon arg zerschriebenen Tagesbefehls, grinst in Gross- und Kleinformat von den Wänden und versucht mir zu suggerieren, dass er mir etwas Besonderes bedeute.

Was nur? Und wann nur? Vor zwanzig, vor dreissig Jahren? War es vielleicht das Datum der ersten Begegnung mit meiner neunten grossen Jugendliebe, die ich wie alle anderen niemals vergessen wollte, und die dann nicht gerade als neunte Symphonie, aber ebenfalls ziemlich unvollendet vom basso ostinato der wiederkehrenden Jahre allmählich übertönt wurde?

Früher hütete ich meine wichtigen Daten und die meiner Familie wie einen Schatz. Ich besass einen stets peinlich nachgeführten Kalender, wo der Geburtstag von Base Christines Sohn und der Hochzeitstag von Schwager Kurts Bruder festgehalten wurden. Eine Gloriole besonderer Art trug während vieler Jahre der fünfundzwanzigste jeden Monats, weil das der Zahltag war, und um ihn herum bewegte sich die ganze Zeitrechnung meiner kleinen Welt in übersichtlichen Grenzen. Manchmal begegnen mir beim Stöbern unter der eingekellerten Reclam-Schulliteratur meine Haushaltungsbücher aus den ersten Ehejahren wieder, und ein dickes Fragezeichen oder ein «Nähfaden, rot, 35 Rp.» wecken jäh plastische Erinnerungen an vertraute, vergessene Tage.

Diese kleine, übersichtliche Welt ist mir irgendwann abhandengekommen. An den einstmals relativ stabilen Ausgaben für «Diverses» kommen und gehen heute die Nullen, wie es ihnen beliebt, und was ich früher zum Monatsende mit Kartoffelpuffern oder Zwiebelwähe auszugleichen vermochte, gleitet mir nun ohne mein Dazu- oder Dagegentun als sogenannte «feste Unkosten» hohnlächelnd durch die Finger. Und genauso inflationär scheinen mir die wichtigen Daten immer rascher davonzulaufen. Es werden ihrer immer mehr, und ich habe Mühe, mich auf sie zu konzentrieren. Ich muss mir aufschreiben, wann ich spätestens das Geburtstagsgeschenk für mein Patenkind fortschicken muss, damit es sicher rechtzeitig ankommt, und ein andermal trifft mich beim Blick aufs Kalenderblatt ein Schreck: heute hat meine Schwester ihren Hochzeitstag, und ich habe ihn vergessen! Nein, kommt beim zweiten Blick die Erlösung, das ist ja erst nächsten Monat. So hühnere ich weiter durch die Tage bis zum nächsten Schreck, und plötzlich ist er wieder da, der fünfte Mai, und fährt mir wie Blei in die Kniekehlen: der fünfte Mai! Was war denn da nur? Ich grüble. Nach zehn Minuten hole ich meinen alten, längst nicht mehr genau nachgeführten Kalender. Kein Geburtstag. Kein Hochzeitstag. Ich frage sogar mein allwissendes Familienoberhaupt, ernte aber nur einen verständnislosen Morgenblick: für derlei Dinge war seit jeher ich zuständig, also bitte.

Die ersten Telefonanrufe lenken mich ab, lassen mich vielleicht vergessen, weiterhin zu grübeln, vielleicht steht er aber auch gleich wieder da, dieser fünfte Mai, und zwingt mich dazu, mein Hirn tropfenweise auszusaugen. Das Spiel kenne ich, ich spiele es in mehreren Varianten. Eine davon verdirbt mir mit schöner Regelmässigkeit jeden Ansatz von ausgedehntem Stadtbummel und heisst: «Habe ich die Kochherdplatte abgestellt?»

Mag sein, denke ich am Ende, dass die Bedeutsamkeit dieses fünften Mai noch in meiner Zukunft liegt. In zwanzig, dreissig Jahren vielleicht. Was weiss ich denn heute davon, welche Daten für mich in meinem Leben noch wichtig werden? Und leise streift der samten kühle Flügelschlag eines Nachtfalters meine Gedanken: Einer dieser Tage, die mir in all den Jahren nicht mehr bedeuten als ein papierenes Kalenderblatt, einer dieser Tage wird einmal mein letzter sein.

Tauschgeschäfte

Donnerstagnachmittag. Mein Mann steht am Strassenbord vor dem Zwergobstbaum und klappt unentschlossen die Gartenschere auf und zu. Ein junger Sonnengott mit blondgelocktem Vollbart geht federnden Schrittes an ihm vorbei und verhält jäh den Schritt: «Die da unten müssen Sie nehmen – die mit den Augen lassen Sie besser stehen.» Mein Hobby-Gärtner, nicht so ganz erbaut über die unerbetenen Ratschläge, sagt «so», und dann: «Verstehen Sie denn etwas von Bäumen?» – «Klar», lächelt der andere und zupft sein buntes Halstuch zurecht, «ich mache seit Wochen nichts anderes, ich bin Gärtner. – Sind Sie der Doktor?»

Er gibt es zu, ungern zwar, besonders am Donnerstagnachmittag und mit dem ungewohnten Instrument in der Hand. – «Muss man das nähen?» fragt der andere plötzlich und hält ihm seinen blitzschnell entblössten Vorderarm unter die Nase. – «Hätte man nähen müssen, mhm, aber schätzungsweise mindestens vor einer Woche. Jetzt ist es längst zu spät dazu.» Nun stutzt der andere doch und besieht sich selbst etwas genauer die Bescherung, die er wohl mehr als Gesprächsgrundlage präsentiert hat. – «Und jetzt? Was tu ich jetzt?» – «Lassen Sie's sein. Es heilt ja gut. Und streuen Sie keinen Puder mehr drauf. Luft ist besser als Puder.»

«Danke», sagt der junge Mann und wendet sich zum Gehen, aber da scheinen ihm Bedenken zu kommen. «Kostet das etwas?» fragt er verlegen und nestelt umständlich an der Gesässtasche herum. «Neinnein», wehrt mein Mann eher unfreundlich ab – «aber vielleicht könnten Sie mir etwas genauer erklären, was ich da abschneiden soll und welche Augen ich stehen lassen muss.»

Der Gärtner nimmt ihm die Schere aus der Hand, zwackt hier und dort einen Schössling ab, deutet weiter drüben mit der Scherenspitze auf einen Ast und sagt etwas. Die beiden Männer stecken die Köpfe zusammen, umrunden ihren gemeinsamen Patienten, schütteln die Köpfe, zeichnen mit grossen Gesten etwas in die Luft, nicken. Ab und zu verstehe ich ein paar Worte.

«Übrigens», dringt die klare Stimme des Gärtners zu mir herüber, «ich hätte da noch etwas.» Er schliesst die rechte Hand ein paarmal zur Faust, öffnet sie wieder und deutet auf Mittel- und Ringfinger. Mein Mann dreht die Hand des Gärtners um und scheint nun seinerseits mit der Scherenspitze auf die Handwurzel zeigend etwas zu erklären, fragt etwas, rät etwas.

«Jetzt sind Sie wieder an der Reihe», sagt der Gärtner, und seine weissen Zähne blitzen beim Lachen. «Ja – ich hätte schon noch ein Problem», sagt mein Mann, und die beiden verschwinden hinter dem Haus. Zehn Minuten später stehen sie wieder am Strassenbord und reichen sich zum Abschied die Hand.

Allem Anschein nach ist die Rechnung aufgegangen.

Mick Münsiger und der Biorhythmus

Den glücklichen Umstand, diese Zeilen gerade noch rechtzeitig niederschreiben zu können, verdanke ich Mick Münsiger, seines Zeichens Mittvierziger, Medienschaffender und Creative Director in einer Person. Buchstäblich in letzter Minute hat er mein biorhythmisch unterentwickeltes Bewusstsein auf eine höhere Stufe physikalischer Mathematik hinübergerettet; Ehre seinem Namen, mit besonderem Nachdruck auch seinem Vornamen, auf den er zur verbalen Abrundung seines Gesamtbildes stets grossen Wert legt. Schliesslich spricht man auch nicht einfach von Herrn Peck, wenn man Gregory Peck meint.

Wäre also Mick Münsiger nicht letzten Dienstag in der Praxis erschienen, um freundlicherweise seinen Hausarzt am weiteren Schicksal seiner Leistenhernie teilhaben zu lassen, so würde ich heute schlags Mitternacht unvorbereitet im geistigen Bermudadreieck eines langen Winterschlafs versinken, und vor Mitte März nächsten Jahres – genauer: vor dem dreizehnten März – würde kein Mensch mehr etwas von mir hören. Haarscharf ist der Kelch sträflicher Unwissenheit an mir vorübergegangen. Nun bleiben mir noch reichlich vier Stunden, das Gefühl geistigen, körperlichen und seelischen Wohlbefindens an der Schreibmaschine auszutoben.

«Am neunten November», meint Mick Münsiger nach der Sprechstunde gedankenvoll, breitet ungeniert seinen in grünen Karten vorgezeichneten Lebensplan auf meinem Empfangspult aus, fährt zögernd mit dem Zeigefinger den vom Computer errechneten Isobaren seiner diversen Potenzen entlang und tippt schliesslich bekräftigend auf einen Tag im November, an dem sich Pluspunkte auffallend häufen. «Am neunten also leg' ich mich unters Messer, allenfalls am zehnten. Nicht wahr, wenn ein Professor Barnard bei Herzoperationen auf sowas achtet, warum soll mir da mein Leistenbruch weniger wert sein», stellt er lakonisch fest und schiebt das Kartenspiel seiner Zukunft zusammen.

Ich muss etwas an mir haben – eine Geste, ein Lächeln vielleicht – das mich zum wehrlosen Opfer von missionarischen Volksaufklärern prädestiniert. In mir finden sie jenes halbgebildete, aufreizend skeptische Publikum, das rhetorischen Aufwand rechtfertigt – und lohnt. Nur zu gut kenne ich den Blick, mit dem Münsiger seine Karten fast beschwörend nochmals auf den Tisch legt: «Sehen Sie, jeder Mensch hat seine berechenbaren Zyklen, jeder. Auch der Mann.» Da haben wir's. Die unbestimmte Art, wie er mit dem bestimmten Artikel seines Geschlechts umgeht, verheisst Peinliches, und sein von mutiger Selbstverleugnung durchtränkter Tonfall lässt keinen Zweifel, dass er wild entschlossen ist, mich mit schonungsloser Offenheit aufzuklären, woher seines Geistes Kindlein kommen.

Nach einer kurzen, komplizierten und fruchtlosen Einführung in die theoretischen Grundlagen der Biorhythmik beugt Mick Münsiger sein angegrautes Lebenskünstlerhaupt über den praktischen Teil seiner Beweisführung und erklärt mir die Bedeutung all der Striche und Kreuze. «Momentan hocke ich auf der ganzen Linie total im Loch, seelisch, geistig und körperlich, hier, sehen Sie.» Ich sehe. Nur, eigentlich ist das doch eher eine Hilfe, finde ich, wenn man sich dergestalt auf seine Höhen und Tiefen im voraus gefasst machen kann. Fast beneide ich Mick Münsiger ein wenig um

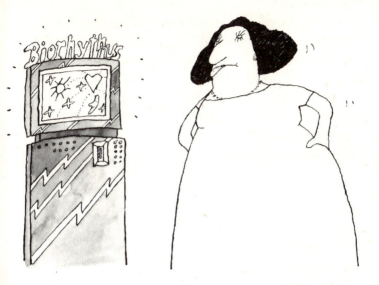

seine grünen Kärtchen, die ihm sein Schicksal zwar nicht begründen, aber doch erträglicher machen: für die nächsten elf Tage sitzt er halt «total im Loch», dagegen kann er nichts tun. Am besten bleibt er gleich im Bett liegen; es hat ja wenig Sinn, sich gegen einen wissenschaftlich genau vorgezeichneten Lebenslauf aufzulehnen. Ausserdem sind ihm bald bessere Tage beschieden; vom einundzwanzigsten Oktober an hebt sein Geist wieder den Kopf, zwei Tage später guckt auch die Seele über den Nullpunkt hinaus einer Steilkurve entlang nach oben, und etwas hintennach rankt sich an den zarteren Saiten allmählich der eher schwerfällige Körper des Creative Director empor, bis sich am neunten November sämtliche Lebensgeister auf einem zweitägigen Kulminationspunkt zu einem strahlenden Halleluja vereinen.

Frappant, das muss man schon zugeben, fantastisch. Begreiflich, dass Professor Barnard und – nach Mick Münsigers Beteuerungen – auch die Piloten der wichtigsten Luftfahrtgesellschaften den Dienstplan nach solchen Biorhythmen einteilen (nach Recherchen in meinem pilotenreichen Bekanntenkreis gehören Swissair, KLM und Lufthansa nicht zu den wichtigsten Luftfahrtgesellschaften).

Wie dem auch sei, Mick Münsiger weiss sich gegenüber seinen Anhängern und denen, die es werden wollen, erkenntlich zu zeigen. Unzählige Kanäle stehen dem kreativen Medien-Kanalarbeiter offen, die es ihm leicht machen, zum Beispiel mein Geburtsdatum herauszufinden, und nach knapp fünf Tagen habe ich mein erstes eigenes, ganz persönliches grünes Kärtchen in der Morgenpost. Ja – da hat man mich also ein halbes Leben lang planlos herumwurstelnd mir selbst überlassen und mir wiederholt meine Unberechenbarkeit vorgehalten, und dabei, so stelle ich nun nicht ganz ohne Erschütterung fest, wäre alles so einfach gewesen. Heute nacht beispielsweise werde ich als erstes meinen Geist aufgeben, anfangs nächster Woche wird meine Seele den Abstieg Richtung Hades antreten, und während Ende November mein geistiges Potential bereits wieder anschwillt, lassen meine Körperkräfte derart nach, dass ich mich nur noch auf meiner mens sana balancierend über Wasser halten kann. Die Grippeprophylaxe ist mir unter diesen Umständen jetzt schon sicher.

Aber bereits plagen mich neue Zweifel im Hinblick auf meinen interdisziplinären Höhepunkt im März: was tut der pflichtbewusste Biorhythmiker, wenn er keine bahnbrechende Operation vorhat? Soll ich alle pendenten Hausaufgaben getrost über den Winter schieben und mich darauf verlassen, dass sich die Iden des März in die Ideen des März verwandeln werden? Müsste ich nicht diese seltenen Lichtblicke meines Daseins, die ja nun vorhersehbar sind, irgendwo in paradiesischer Umgebung, auf den Seychellen oder den Azoren, in süssem Nichtstun und mit hellwachen Sinnen leidenschaftlich geniessen? Oder, wenn schon zuhause, den roten Teppich mindestens einen halben Meter über dem Boden des grauen Alltags ausrollen? Oder wenigstens – ach, ich schäme mich meines zunehmenden Kleinmuts. Er hat leider seinen guten Grund in meiner dunklen Vergangenheit: etwas hat seinerzeit mit meinem regulären Geburtstermin nicht ganz geklappt, ich weiss nicht, war ich zwei Wochen zu spät oder zu früh, jedenfalls würde ich immerhin einem anderen Sternzeichen zugehören, wenn alles mit rechten Dingen zugegangen wäre: Zeitlebens habe ich daher mit drei Heftli-Horoskopen gleichzeitig geliebäugelt – dem meinen, dem nachfolgenden und dem vorhergehenden – und mir jeweils die passenden Einzelheiten à la carte selbst zusammengestellt. Nein, die Blamage kann ich mir nicht leisten, von einem biorhythmisch bestausgewiesenen Piloten auf die

Azoren geflogen zu werden, nur um festzustellen, dass mein pünktlich programmiertes Hoch bereits wieder am Abflauen ist.

Und die Sache mit der Operation: ob Herz oder Hernie, wenn der Erfolg schon tatsächlich von Kreuzen und Strichen abhängen sollte, so möchte ich mich als Patient doch lieber auf das persönliche grüne Kärtchen meines Operateurs verlassen als auf mein eigenes.

Keine Chance für den «Arzt von morgen»

Ich habe viele Träume. Die meisten sind Wunschträume, aber so klein und erfüllbar, dass sich das Erfüllen gar nicht lohnt; lieber träume ich sie weiter. Andere wieder haben kaum mit Wünschen zu tun und sind so alltäglich, dass sie sich von der Realität kaum unterscheiden. Zum Beispiel:

Der Name des Herrn am Telefon kommt mir gleich bekannt vor. Das Bild, das zu ihm gehört, hat vor einiger Zeit von allen Plakatwänden herab gegrüsst: markanter Kopf mit dunkelgewelltem Haar, dezent verhaltenes Lächeln im einen Mundwinkel, Bruyèrepfeife im andern, quer über dem Rollkragenpullover die Schlagwörter «fortschrittlich» und «verantwortungsbewusst». Kein Zweifel, er ist's. Eine kultivierte Damenstimme bittet mich um einen «Augenblick», der sich auf bedeutungsvolle zwei Minuten ausdehnt, und endlich dringt his masters voice in das erwartungsvolle Ohr eines weiblichen Durchschnittsbürgers. Der Herr bittet nicht um einen Termin, nein, er möchte meinen Chef kontaktieren, und zwar... das Papiergeraschel hört sich nach Terminkalender an.

Er wohnt nicht in unserer Gemeinde, auch nicht in der Nähe. Ich versuche ihm zu erklären, dass mein Chef Allgemeinpraktiker sei und nur Patienten annehmen möchte, die in seiner Reichweite wohnen.

Ausgerechnet ihn abzuweisen, fällt mir nicht leicht. Ich habe die Ziele, die er sich für seine politische Laufbahn gesetzt und veröffentlicht hat, aufmerksam studiert, und er wäre der ideale Patient für meinen «Chef». Er plädierte mit Vehemenz für eine vernünftige Reform des Gesundheitswesens, für einen Abbau der «teuren und grösstenteils unsinnigen» apparativen Medizin, für eine Besinnung der kommenden Ärztegeneration auf das Wesentliche: das Patientengespräch (vollfetter Zwanzigpunkt-Titel in der lokalen Presse: «Berufung statt Beruf»). Ja, das wäre ein Patient für meinen Chef! Schade.

Ich nehme ihm nicht übel, dass er nochmals einen Anlauf nimmt. Vielleicht ist er plötzlich nicht mehr sicher, ob ich auch richtig mitbekommen habe, wer er ist. Er nennt mich jetzt «Schwester» und verrät mir, dass mein Chef sein Vertrauen errungen habe, weil er bei einem seiner Ratskollegen – ? – als einziger Arzt mit traumwandlerischer Sicherheit die richtige Diagnose gestellt habe, während alle anderen undsoweiter. Und obwohl ich mir für einen Arzt schmeichelhaftere Qualifikationen als «traumwandlerische Sicherheit» vorstellen kann, beginnt mein schmelzendes Herz vor lauter Stolz auf die heilkünstlerischen Fähigkeiten meines Chefs ein paar Oktaven höher zu schlagen.

Am Sachverhalt ändert allerdings auch der unbekannte Ratskollege nichts. Es tut mir aufrichtig leid. Wirklich.

Meine freundliche Unnachgiebigkeit erzeugt überraschende Funkstille, unterbrochen durch mehrmaliges Räuspern, an dem ich erkenne, dass mein verhandlungstaktisch geschulter Gesprächspartner im Begriff ist, neue Register zu ziehen und nur eben rasch in seiner psychologischen Trickkiste wühlt. «Hören Sie, Fräulein», sagt er plötzlich sehr bestimmt und merklich abgekühlt. «Sie hätten ja wohl sicher die Güte, mich für einen Moment mit Ihrem Chef zu verbinden», gurgelt er in feldgrauem d-Moll ohne Fragezeichen. «Ja, natürlich», sage ich, obschon ich just in diesem Moment die betreffende Güte deutlich nicht verspüre, «könnten Sie bitte etwa zehn Minuten am Apparat bleiben? Der Chef näht gerade einen Kopfschwartenriss.» Noch nie in meinem Leben habe ich den brutalen Klang des «Kopfschwartenrisses» so genüsslich auf der Zunge zergehen lassen, derweil mein ahnungsloser Chef friedlich in seinem Sprechzimmer sitzt und eines jener Patientengespräche führt, auf die der präsumptive Gesundheitspolitiker seinerzeit so grossen Wert legte.

Mein Kopfschwartenriss verfehlt seine Wirkung nicht und macht den Ratsherrn einigermassen ratlos. «Das ist dumm, sehr dumm», murmelt er und gibt zu Protokoll, dass er leider in fünf Minuten einen äusserst dringenden Termin wahrzunehmen habe und danach für den ganzen Tag derart ausgelastet sei, dass ihm für einen weiteren Anruf die Zeit fehlen werde. Schon sinne ich entspannt auf ein versöhnliches Wort zum Abschied, als er unversehens nochmals zum Frontalangriff übergeht und unter dem Aufgebot seines ganzen Charmes Einzelheiten über seinen Gesundheitszustand preisgibt.

«Sehen Sie, Schwester», beschwört er mich gedämpft, «Ihr Chef ist dem Vernehmen nach noch einer der wenigen Ärzte, die es ganz genau nehmen. Und diese Geschichte muss nun endlich einmal gründlich abgeklärt werden, und zwar mit EKG und Röntgen und allem, was in einem solchen Fall eben dazugehört.»

Eine Antwort darauf bleibt mir erspart, weil sich dieses Gespräch nur in einem meiner kleinen Träume abgespielt hat. Einem jener Träume, die so lebensnah sind, dass ich nicht einmal zu erwachen brauche. Genau so lebensnah wie die Befürchtungen, dass an dieser täglich praktizierten Schizophrenie die bestgemeinte Studienreform und jede Hoffnung auf einen lebensfähigen «Arzt von morgen» scheitern wird. Solange es um die Gesundheit der anderen geht, ist der Traum vom «Patientengespräch» recht und vor allem billig, aber sobald es sich um das eigene Fell handelt, will selbstverständlich alles gründlich abgeklärt und ganz genaugenommen werden. Mittelst handfester apparativer Medizin, versteht sich, und Kosten spielen in diesem speziellen Fall überhaupt keine Rolle, denn die eigene Gesundheit ist das wertvollste Gut der ganzen Menschheit. Und wofür bezahlt man schliesslich Versicherungsprämien?!

Frankenstein lässt grüssen

In meiner Jugend war ich hart im Nehmen und liess mich gerne als unerschrockene Jungfrau bewundern. Das Ereignis, das meinen beinahe legendären Ruf begründete, spielte sich auf dem Friedhof eines schweizerischen Kantonshauptortes in einer Oktobernacht schlags zwölf Uhr ab, als ich mit einem einzigen Pistolenschuss einen gelbgrün fluoreszierenden Totenschädel in ein paar anatomisch nicht vorgesehene Bestandteile zerlegte. Zu meinem nachträglichen, aber uneingestandenen Schrecken auch noch mit scharfer Munition, denn der volljährige, mit militärischen Teigwaren dekorierte Ausbund von Genie, der mir zu diesem Zweck seine Waffe überliess, hatte nicht im Traum daran gedacht, dass er die Wette verlieren könnte.

Meinem Ruf folgend, konnte ich einige Zeit später meinen harten Nerven den im gleichen Städtchen anlaufenden Film «Frankensteins Tochter» ehrenhalber nicht vorenthalten. Mutig setzte ich mich ohne den Schutz weiterer Sesselreihen direkt vor die Leinwand (wenn ich den verklärenden Schleier der Vergangenheit etwas lüfte, so war wohl der Grund für den Mut zur ersten Reihe weniger im Filmthema als in meiner finanziellen Lage zu suchen) und schaute dem mehr breiten als hohen Boris Karloff furchtlos ins ebenfalls horizontal verzerrte Auge, und das so lange, bis meine harten Nerven den diversen chirurgischen Eingriffen nicht mehr standhielten und ihr Ruf miteins von einem weit dringlicheren Signal aus der Magengegend übertönt wurde.

Dem Elend jener besiegten Jungfrau, die an dem betreffenden Abend lange vor Schluss des Films die Toilettenschüssel des Lichtspieltheaters heftig umarmte, habe ich wohl meine anhaltende Skepsis gegen Organverpflanzungen zu verdanken. Zwar habe ich zu gegebener Zeit meine Vernunft dazu gebracht, den gelungenen Herztransplantationen eines Dr. Barnard die gebührende Anerkennung zu zollen; zu vorbehaltloser Hochachtung hat es indessen nie gereicht. In einer eigentümlichen Bewusstseinsspaltung wäre ich zwar persönlich sofort bereit, mich als Organspender zur Verfügung zu halten, aber erstens nur für einen begrenzten Organkatalog, zweitens nur ohne Mitwissen meiner Angehörigen (was in meinem Fall besonders schwierig wäre) und drittens banal und wörtlich nur über meine Leiche. Es gibt ja mehrere Organe, die doppelt vorhanden sind und theoretisch mit einem notleidenden Mitmenschen geteilt werden könnten. Man könnte mir zum Beispiel zugunsten eines sonst total erblindenden Patienten eines meiner gesunden Augen herausnehmen, und die prozentuale Abwertung meines weiteren Lebens wäre bei weitem nicht so gross wie die prozentuale Aufwertung jenes anderen Lebens. (Auf genau diesen Überlegungen basieren ja schliesslich alle sozialen Einrichtungen unserer modernen Gesellschaft. Warum also könnte man nicht auch...?) Aber während mir weder mein Herz noch meine Nieren moralisch viel bedeuten – und besonders dann nicht, wenn ich tot bin –, würde mir eine solche Augentransplantation wohl erhebliche seelische Schwierigkeiten verursachen. Ich weiss nicht, ob ich den Gedanken ertragen könnte, dass nun ein fremdes Gehirn, angeschlossen an meine persönliche Optik, die gleichen visuellen Reize ganz anders interpretiert, dass also mein eigenes Auge plötzlich all die Menschen und Dinge, die mir lieb sind, anschauen könnte, ohne in dem neuen Gehirn die Emotionen auszulösen, die bis anhin dazugehörten.

Neben all den immerhin bedenkenswerten Wegen gehen aber heute biologische Versuche (ich möchte hier den Ausdruck «medizinische Forschung» lieber vermeiden) auf einer von verschiedenen Medien breit gepflasterten Strasse weiter, die mich bei jedem «Erfolg» daran erinnern, dass «Versuch» etwas mit «Versuchung» zu tun habe könnte. Auf dieser Strasse gehen neuerdings die Heldentaten eines Versuchers um die Welt, der «vorläufig natürlich nur in Tierversuchen» ganze Köpfe auf fremde Leiber verpflanzt. Dabei wollen mir vor allem die schmückenden Beiwörter dieser Information nicht so recht gefallen; ihre versteckt drohende Aussagekraft könnte den flammenden Schlund enthalten, den die alten Maler als unmittelbares Ende der breit gepflasterten Strasse der Versuchung darzustellen beliebten.

Nun, der Lauf der Welt hat sich in den letzten Jahrtausenden als so robust erwiesen, dass sich auch zu den unheilträchtigsten Entwicklungen immer wie von selbst ebenbürtige Parallelen ergaben. So habe ich vor kurzem gelesen, dass in Amerika eine Dame ihren Chirurgen auf eine Million Dollar Schadenersatz verklagt habe, weil sich nach einer Operation ihr Bauchnabel nicht mehr ganz in der Mitte ihrer kleinen Welt befand. Das zuständige Gericht habe zwar (in erster Instanz – «vorläufig natürlich»?) den Standpunkt dieser Dame und ihrer Nabelschau nicht geteilt. Aber im Hinblick auf eine Häufung solcher Fälle ist vielleicht die Möglichkeit künftiger Kopftransplantationen doch nicht so resolut von der Hand zu weisen, und wenn wir hundert Jahre weiter wären, so würde wohl der angeklagte Chirurg seiner Patientin statt einer Million Dollar besser einen neuen, makellosen Körper anbieten.

Wer weiss, vielleicht hat zufälligerweise der Rechtsanwalt jener Dame den Bauchnabel genau in der Mitte.

Der Witwer

Wie alt ist eigentlich Herr Vogel? Siebzig? Fünfundsiebzig? Einfach ein älterer Mann, würde ich sagen. Oder ein alter Mann? «Älter» hört sich zwar paradoxerweise jünger an als «alt», aber gleichzeitig schwingt in dieser Nuance ein Unterton von höflich-rücksichtsvoller Koketterie mit, die zu Herrn Vogel nicht passt. Rein physisch gesehen erscheint er durchaus nicht alt. Er ist von auffällig kleinem, leicht gedrungenem Wuchs, hat spärliche, pedantisch gescheitelte, immer noch ziemlich braune Haare und eine reine, faltenlose Gesichtshaut.

Sein Blick ist traurig. Nicht melancholisch, nicht gequält, aber freudlos, fast teilnahmslos. Wenn er mit mir spricht, sieht er immer um eine Kopfbreite an mir vorbei, wie ein verlegener Schüler, der seinem Lehrer Red und Antwort stehen muss. Jeder dritte Satz beginnt mit: «Seit meine Frau gestorben ist...». Sie ist schon vor vielen Jahren gestorben. Aber doch, ja, es geht ihm recht gut, danke. Nein, gerade einsam ist er eigentlich nicht. Die Jungen besuchen ihn häufig und unternehmen jeden Sonntag etwas mit ihm; er kann sich nicht beklagen. Er weiss auch mit seiner Zeit etwas anzufangen, dochdoch, es gibt ja im Haus und ums Haus herum einiges zu tun. Er macht – ja, nun, sagt er schulterzuckend, was macht er schon? eben allerhand, was man so macht.

Er kommt alle drei Monate zur Blutdruckkontrolle, und man achtet bei ihm ganz besonders darauf, dass in die neunzig Krankenschein-Tage immer gerade zwei Konsultationen fallen, um ihm vermeidbare Kosten zu ersparen. Alle mögen wir ihn gern und möchten es ihn auch spüren lassen, aber seine stumme Bescheidenheit und sein empfindliches Sensorium für alles, was nach fürsorglichem Engagement aussehen könnte, verwandelt jede Angriffsfläche für gegenseitige Beziehungen in ein rundes, glattwandiges Schneckenhaus.

Im Grunde ist er nicht das, was ich mir unter einem Hypertoniker vorstelle. Seine Gesichtsfarbe ist unauffällig bis grau, als scheue er die frische Luft. Aber auch das ist nicht wahr. Er macht jeden Tag und bei jedem Wetter ausgedehnte Spaziergänge, sagt er, «besonders seit meine Frau gestorben ist.»

Er ist kein «Problempatient». Aber mein Mann befürchtet, dass er selber in den endlosen fünf Minuten pro Quartal allmählich zum «Problemarzt» wird. Herrn Vogels Blutdruck ist gut eingestellt, solange er die Tabletten regelmässig einnimmt. Aber seit seine Frau gestorben ist, fehlt ihm dazu zeitweise die Einsicht oder die Lust oder beides. An etwas muss der Mensch schliesslich sterben, scheint seine Haltung auszudrücken, aber er äussert sie nie wörtlich. Wenn mein Mann ihn fragt, ob er nicht noch einmal einen seriösen Anlauf mit den Medikamenten nehmen wolle, nickt er willig mit unbewegtem Gesicht.

Diese Woche ist ein kleines Wunder geschehen. Eines jener kleinen Wunder, die einen mitten im Alltag zur erleuchtungsartigen Überzeugung bringen, dass das Leben lebenswert sei.

Herr Vogel war in der Sprechstunde. Nach zehn Minuten schaute ich beiläufig auf die Uhr, nach zwanzig Minuten begann ich mir Gedanken zu machen. Als er endlich aus dem Sprechzimmer kam, hatte er ganz rosige Wangen und streckte meinem Mann die Hand hin, um sich zu verabschieden; er, der sonst bei allem abwartet, dass der andere die Initiative ergreife, und sagte fast überschwenglich: «...und ich verspreche Ihnen, Herr Doktor, dass ich diesmal die Tabletten ganz genau nehmen will.»

Ich konnte kaum die Kaffeepause abwarten, um meine Neugier zu stillen, und darauf nahm ich mir vor, nie mehr – oder nur noch selten – über scheussliches Sommerwetter zu schimpfen. Genau dieses scheussliche Wetter hatte endlich den Mann aus der Reserve gelockt. Nicht etwa seinetwegen, nein, aber seine Bienen! Die wollten einfach nicht ausschwärmen, und nachdem schon die Blütezeit vollkommen verregnet war, musste er die Bienen jetzt mitten im Sommer sogar nachfüttern! Und die Königinnen waren diesen Sommer auch nicht wie sonst, die Hälfte war moribund, und die führungslosen Nachbarvölker suchten nun auch noch bei ihm Unterschlupf. Zweiunddreissig Völker hatte er im Augenblick, das stelle man sich einmal vor! Es war dringend nötig, sie nach und nach zu dezimieren und neu zu verteilen, anders ging das nicht. Wie man so etwas macht? Nun, also...

«Du glaubst nicht», schmunzelte mein Mann, aufrichtig angetan von der interessanten Vielfalt des Themas, «was ich in einer halben Stunde über Bienen dazugelernt habe! – Für die nächsten paar Jahre haben Herr Vogel und ich jede Menge Gesprächsstoff.»

Wird Prinzessin Sonja ihr Baby verlieren?

Manchmal finde ich beim Aufräumen im Wartezimmer eine illustrierte Zeitung als unangeforderte Literaturspende aus dem Kreis jener Patienten, die sich ihre Zeit lieber mit gewichtigeren Dingen als einem Geschicklichkeitsspiel oder ein paar Anekdoten vertreiben. Das Titelbild zeigt in jedem Fall ein gekröntes oder mindestens wohlfrisiertes Haupt aus dem Kopfsalat des internationalen Jet-set. Je nach der dazugehörigen Schlagzeile hat man den unverbindlichen Gesichtsausdruck des Opfers als «leuchtend von verhaltenem Mutterglück» oder als «schwer gezeichnet von tapfer unterdrückter Niedergeschlagenheit» zu interpretieren, und wenn trotz eifrigen Mühens kein Bild aufgetrieben werden kann, das der anzudeutenden

Situation gerecht würde, so lässt sich auch der strahlendsten Miene noch etwas passend Nobles unterschieben, etwa: «Trotzdem lächelt Prinzessin Sonja...»

Ganz sorgfältig trage ich solche Presseerzeugnisse höchst persönlich zum Papierkorb und gebe acht, dass die bereits arg zerknautschten Seiten nicht eingerissen werden. Beim Anblick von derart aufwühlenden Überschriften packt mich immer die Zwangsvorstellung, dass bei der geringsten Verletzung des schicksalsschwangeren Papiers sogleich hektoliterweise blaues Blut mit bitteren Zähren vermischt zu fliessen begänne.

Anderseits finde ich es doch tröstlich, dass ganze Völker von Redaktionsstäben sich so intensiv um die Nachwuchssorgen der europäischen Königshäuser kümmern und mit Argusaugen unermüdlich den Taillenumfang jeder neuvermählten Prinzessin kontrollieren. Nachdem bereits die Hochzeit von den ersten Vorbereitungen bis zu den Flitterwochen die wöchentlichen Ausgaben eines halben Jahres bis zum Rand gefüllt haben, wird spätestens drei Monate darauf ein möglichst düsteres Foto fällig, das zwecks späterer Verwendung seit langem in den Bildarchiven schlummerte. Das Foto, schwarz-weiss und nicht besonders scharf, aufgenommen an einem internationalen Pferderennen von einem Amateur, zeigt das Gesicht der Prinzessin just in dem Augenblick, als sie erkennen muss, dass sie die dreitausend Dollar, die sie auf «Wind-Whisper» gesetzt hat, verlieren wird. Dieses Bild wird nun ausgegraben und seiner Bestimmung als Katastrophen-Schnappschuss zugeführt, und der formaljuristisch und sprachlich abgesicherte Orakelspruch kündet «erste Wolken am Ehehimmel – wird Prinzessin Sonja ihr Baby verlieren?» oder «erste Wolken am Ehehimmel – wird dem jungen Ehepaar ein Baby versagt bleiben?» So oder so, die Wolken sind nicht zu übersehen, und dass sie den Ehehimmel betreffen, ist sonnenklar: das sieht man schon an der schwarz-weissen, undeutlich vergrösserten, tapfer unterdrückten Niedergeschlagenheit. Europas Mutterherzen bluten, und die einzige, die von ihrem ganzen Unglück nichts ahnt, ist Prinzessin Sonja.

Bei der selteneren, aber fast ebenso interessanten Variante «leuchtendes Mutterglück» spürt die Leserin bald einmal ein nervöses Treiben hinter redaktionellen Kulissen: da wird im legitimen Interesse einer weltweiten Leserschaft hart gekämpft um Stories und Exklusivrechte, und während der nun folgenden Monate hat die Person der Prinzessin Sonja ganz in den Schatten ihres werdenden Kindes – pardon: Babys – zurückzutreten und das Feld den gynaekologischen Kapazitäten zu überlassen. Denn das unterscheidet eine Prinzessin von Lieschen Müller: sie hat nicht einen Arzt, sondern «Kapazitäten», und das wohlgemerkt im Plural, die nicht konsultiert, sondern «beigezogen» werden. Und wo im globalen Bild der Schweiz früher der Schweizer Käse und die Schweizer

Uhren standen, stehen heute die Schweizer Nummernkonti und die Schweizer Gynaekologen, und so haben wir immerhin die Ehre, auf dem Umweg über bundesdeutsche Illustrierte zu erfahren, was wackere, geburtshilfsbeflissene Tellensöhne dem Hofprotokollanten ins Ohr flüsterten: «Prinzessin Sonja wird einem Sohn das Leben schenken.»

Obwohl mir persönlich nie ganz klar geworden ist, warum es für Könige so wichtig ist, schon ein paar Wochen vor der Geburt zu wissen, wieviele Böllerschüsse sie bereitlegen müssen, so finde ich es doch höchst erhebend für Lieschen Müller, dass es nun durch einen simplen Speicheltest dem königlichen Geblüt ein Stücklein näher rücken darf. Ohne Kapazität und Plural kann Lieschen jetzt selbst herausfinden, wem es das Leben zu schenken gedenkt. Es braucht sich bloss ein präpariertes Papierchen zu kaufen und daraufzuspucken, und kurze Zeit später wird es von der niederdrückenden Ungewissheit erlöst sein, ob es mit «Schlafe, mein Prinzchen...» das richtige Wiegenlied eingeübt hat.

Ganz abgesehen davon, dass ich fast versucht bin, mich selbst zu prüfen, ob ich trotz der neuen Erfindung noch ein weiteres Mal neun Monate der Ungewissheit durchstehen könnte, um dem schönsten Augenblick der Geburt nicht die Spannung zu nehmen: Für die Berichterstatter der königlichen Illustrierten ist diese neue Methode ein furchtbarer Tiefschlag. Wo man bis anhin aufregende Reportagen über

Fruchtwasserpunktionen unter angehaltenem Atem und steriler Kautele bringen konnte, wird man von jetzt an auf beinahe peinlich vulgäre Stildiät gesetzt. Wie kann man so etwas schon einer illüsternen Leserschaft appetitlich zubereitet vorsetzen? Vielleicht so: «Prinzessin Sonja schürzt mit königlicher Grazie ihre feuchtglänzenden, vor kaum verdeckter Aufregung blassen Lippen und lässt mit der ihrer Dynastie eigenen Präzision und Zurückhaltung eine kleine Perle ihres glasklar schimmernden Speichels auf das von ihrem Schweizer Gynaekologen bereitgehaltene Papierchen tropfen...»?

Sag's doch schnell per Telefon...

Manchmal bedaure ich, dass ich nicht komponieren kann. Gewisse Begebenheiten oder Personen könnte man wesentlich treffender vertonen als beschreiben. Ein Telefonsolo von Frau Oberrauch zum Beispiel würde sich fabelhaft eignen als Dudelsack- oder Krummhornkadenz in einer Tonart mit mindestens fünf Kreuzen. Sicher hat Beethoven Frau Oberrauch nicht gekannt, sonst würde er statt der «Eroica» eine «Logorrhoica» geschrieben haben, hingegen hatte Chopin vielleicht eine historische Prä-Inkarnation der besagten Dame vor Augen, als er seinen «Minutenwalzer» komponierte. Mich jedenfalls walzt Frau Oberrauch mühelos in einer einzigen Minute komplett nieder, ohne auch nur einmal Atem schöpfen zu müssen. («Unglaubliche Vitalkapazität» schrieb mein Mann schon vor Jahren in ihre Krankengeschichte. Mit solcherart taktvollen Umschreibungen sieht er natürlich den gegenwärtig heraufdräuenden «Rechten des Patienten zur Einsichtnahme in die medizinischen Akten» mit Gelassenheit entgegen.)

Und so hört sich Frau Oberrauchs Minutenwalzer an: «Guten Tag, hier ist Frau Oberrauch, sind Sie es, Frau Doktor? Ah, ja, Sie sind es, das habe ich sofort gemerkt, wissen Sie, ich kenne nämlich Stimmen sehr gut auseinander, auch am Telefon, wo sie doch so anders tönen – also hören Sie, um es kurz zu machen, ich glaube, jetzt muss ich Ihren Mann doch in Anspruch nehmen, obwohl ich eigentlich noch zuwarten wollte, denn ich bin ja nicht ein Typ, der immer gleich mit jeder Kleinigkeit zum Arzt rennt, das wissen Sie doch, aber jetzt habe ich schon das ganze Wochenende zugewartet und es ist nicht besser geworden, ich meine, dieser Ausschlag am Hals, von dem ich Ihnen am Samstag erzählt habe – oder habe ich nicht? – egal, spielt keine Rolle, irgendwem habe ich es erzählt, weil mir schon am Samstag aufgefallen ist, wie schlimm das aussah, fast wie Blasen im ganzen Dekolleté, so etwas hatte ich überhaupt noch nie, und von einem Parfum kann es nicht sein, das habe ich mir natürlich gleich überlegt, aber ich sprühe mein Parfum doch nie so tief in den Ausschnitt, immer nur gerade unter die Ohren, und von einem

Kettchen kann es auch nicht stammen, denn das eine Kettchen, das ich gerade letzte Woche getragen habe, ist wesentlich länger als das, welches ich sonst dauernd trage, wissen Sie, das mit der kleinen mexikanischen Goldmünze dran, haben Sie sicher schon gesehen, denn das trage ich ja Tag und Nacht, daran erinnern Sie sich gewiss, das habe ich nämlich als Kind einmal geschenkt bekommen, als – aber das würde jetzt zu weit führen, Ihnen alles zu erzählen, denn ich bin augenblicklich ziemlich in Eile, aber nur damit Sie wissen, dass ich mir wirklich Gedanken gemacht habe, woher diese Blasen oder jedenfalls fast Blasen kommen könnten, denn an der Sonne war ich in letzter Zeit praktisch nicht, nur dort oben ein bisschen, aber das war höchstens eine Viertelstunde, mehr auf gar keinen Fall, und ich bitte Sie, von einer Viertelstunde Sonnenbestrahlung in dieser Jahreszeit kann man doch nicht gerade Blasen bekommen, aber inzwischen juckt das so unangenehm, dass ich Sie bitten muss, einmal nachzusehen, ob nicht heute noch irgendwo ein Plätzchen für mich frei ist, es kommt überhaupt nicht drauf an, zu welcher Zeit, ich kann mich da sehr gut nach Ihnen richten, das heisst, in den nächsten anderthalb Stunden muss ich noch einkaufen gehen, wissen Sie, an Montagen habe ich immer wahnsinnig viel einzukaufen, aber das geht Ihnen ja wahrscheinlich auch so, nicht wahr, besonders nach einem Wochenende wie diesem, wo man so herumhockt und sich einfach nicht aufraffen kann, irgendetwas zu unternehmen, und dann knabbert man so dies und das, und am Montagmorgen steht man plötzlich vor leeren Schränken, aber sonst passt es mir wirklich den ganzen Tag – Moment, jetzt fällt mir glücklicherweise gerade noch rechtzeitig ein, dass ich um zwei Uhr beim Tierarzt angemeldet bin, unsere Katze hat nämlich seit Tagen so ein eigenartiges Ekzem am Näschen, das immer schlimmer wird, und man möchte doch so ein Tierchen auch nicht zu lange leiden lassen, ich muss also spätestens um halb zwei hier wegfahren, weil ich meinen Tierarzt in Oberlisikofen habe, zu einem andern bringen mich keine zehn Pferde mehr, da habe ich nämlich schon Dinge erlebt, sage ich Ihnen, also das schreit zum Himmel, wie die mit den armen, stummen Kreaturen manchmal umspringen, da kann unsereins doch nicht untätig zusehen, denn schliesslich sind wir halt für die Tiere, die wir uns anschaffen, irgendwie verantwortlich, nicht wahr, da stimmen Sie mir sicher zu, ich wäre also sehr froh, wenn ich vor halb zwei kommen könnte, anderseits lieber nicht vor ein Uhr, denn am Montag kommt immer mein Mann zum Essen nach Hause, und wenn er etwas nicht leiden kann, so ist das jede Form von Hetze, Sie wissen ja, dass er es mit den Herznerven hat und einfach seine Ruhe braucht, und stellen Sie sich vor, wenn ich es eilig habe, so spürt er das jedesmal, auch wenn ich überhaupt nichts davon sage, er spürt es einfach, das werden Sie fast nicht glauben, aber es ist wahr, und um ein

Uhr muss er wieder zur Arbeit gehen, es wäre also, sagen wir – könnte ich um zehn nach eins drankommen?»

Ende der Minute.

Goethe und der Marktanteil

«Gefühl ist alles,
Name ist Schall und Rauch» _{Goethe, Faust I}

Goethes Irrtum ist entschuldbar. Als er lebte, gab es noch keine Pharma-Werbung und keine minutiös ausgeklügelte «Arzttypologie». Der Geheimrat würde sich heute bass wundern, welch handfeste Werte den Namen beigemessen werden, die durch den medizinisch-pharmakologischen Blätterwald schallen und rauchen.

Als Namensträger absolut wertlos sind einmal die praktischen Feld-, Wald- und Wiesen-Ärzte, die relativ unverbindlich um ihre immerhin geschätzte Teilnahme an einer Feld-, Wald- und Wiesenstudie (abgekürzt Feldstudie) über die Wirksamkeit eines neu erforschten Heilmittels gebeten werden. Die Ärzte, die sich der Wissenschaft zum Wohl der Allgemeinheit quasi als statistisches Molekül zur Verfügung stellen, Quadrätchen ankreuzen und bitte Gewünschtes unterstreichen, erhalten für je zwölf Fälle den Dank der Herstellerfirma sowie einen Büchergutschein über zwanzig bis fünfzig Franken oder die Zusicherung einer entsprechenden Spende an eine gemeinnützige Institution. Ihr Name – wer kennt ihn schon? – wird mit grösster Diskretion behandelt. Er geht unter in einem «signifikanten Sample von in der Basisversorgung tätigen Schweizer Ärzten».

An der Schwelle zum namhaften Arzt steht etwa der Chefarzt eines Bezirksspitals. Sein Name ist immerhin regional bekannt und hat im Werbe-Etat einer mittelgrossen pharmazeutischen Firma ungefähr den Marktwert einer MINOLTA, sofern er sich bereitfindet, das neu einzuführende Sekretolytikum – ganz unvoreingenommen, versteht sich – an zwanzig Spitalpatienten zu testen und mit «anderen Medikamenten» zu vergleichen. «Mit welchen andern? – das überlassen wir ganz Ihnen, Herr Doktor, auch in dieser Beziehung sind Sie selbstverständlich völlig frei», erläutert der Pharma-Partner mit kulanter Geste. «Aber –» gibt der Chefarzt zu bedenken, «unsere Patienten stehen bereits unter oft recht kompliziert zusammengesetzter Medikation; wäre es da nicht sinnvoller, die Wirkung eines schleimlösenden Heilmittels an Personen zu beobachten, die nur gerade an einem verhockten Husten leiden?» – «Natürlich arbeiten wir auch an der Basis mit einer breit angelegten Feldstudie», bestätigt der Besucher, «nur... Ihr Name, Herr Doktor, das sage ich Ihnen ganz offen...» und nun lässt er die MINOLTA aus dem Sack. Der Chefarzt – dieser eine Chefarzt jedenfalls – ist einer von den Sturen im Lande, die sich ihre Überzeugung nicht in Fotoappara-

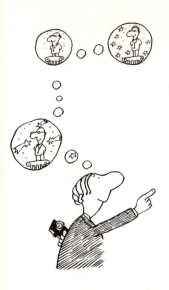
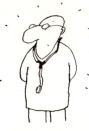

ten aufwiegen lassen und dereinst mitsamt ihrer unflexiblen Logik schall- und rauchlos untergehen werden. So oder so wird der abgeblitzte Pharma-Referent, der hier offenbar das falsche Register seiner «Arzttypologie» erwischt hat, weder auf seinen schleimlösenden Gratismustern noch auf seinen zwanzig oder dreissig MINOLTAS sitzen bleiben.

Noch weiter oben in der Skala der bereits ausserordentlich wertvollen Namen figurieren ausserordentliche Professoren und Klinikdirektoren. Dort wird freilich nicht mehr auf MINOLTA-Basis gehandelt. Dort geht es um sogenannt ideelle Werte, z.B. um die Finanzierung einer Jahresstelle für einen Assistenzarzt zur freien Verfügung des grossen Meisters mit dem begehrten Namen. Oder um die Freistellung eines professoralen Oberarztes für den

Besuch sämtlicher einschlägiger Kongresse rund um die Welt, damit er – man höre und staune! – nicht etwa FÜR, sondern GEGEN das zu bewerbende Produkt rede. Wer möchte da noch das ehrliche Streben des betreffenden Pharmakonzerns nach wissenschaftlicher Objektivität bezweifeln?! (Übrigens: zu diesen Praktiken gibt es allerlei Parallelen in verschiedenen sportlichen Disziplinen, vorab im Boxsport; dort sind sie freilich strengstens verboten.) Indem von vornherein aufs Wort genau bekannt ist, was der grosszügig finanzierte Gegner an Bedenklichem und Nachteiligem ins Feld führen wird, lässt sich das Gegengewicht mit werbepsychologisch raffiniert ausgefeiltem Kalkül aufs Hundertstelgramm zu einem Sieg nach Punkten austarieren – ecco! Aus der ganzen Welt strömen sie herbei, die schwergewichtigen Namen mit Trompetenschall und Weihrauch, um ihren zähen, sechzehneinhalb Minuten dauernden Anteil am Titanenkampf zu liefern (vorgängig zehntägige Reise ins Landesinnere, anschliessend eine Woche Badeferien). Und ebenso aus aller Welt kommen die Lernbegierigen und Fortbildungshungrigen, die zusehen und zuhören wollen, wie stets das Gute über das Böse siegt: es gibt viele neue, böse Krankheiten und viele neue, gute Heilmittel. Während aber in Marionettentheater- und Kriminalgeschichten die Bösen in der Übermacht sind und von den Guten erst im letzten Augenblick mit Mühe und Not bezwungen werden, gibt es für eine einzige böse, neue Krankheit immer drei bis vier gute neue Heilmittel.

Das macht die Sache so schwierig. Und so ist die Moral von der Geschicht' weniger in der Moral als im Marktanteil zu suchen.

Neujahrsgruss

Wieder einmal ist der Jahreswechsel vorbei, und wieder einmal habe ich zusammen mit den alten Zeitungen wortlos unser «Neujahrs-Tabu» abserviert, nämlich einen Neujahrsgruss in exakter, kleiner Handschrift – diesmal begleitet von der Fotografie einer netten, jungen Blondine im Bikini – den mir mein Mann zwar nie verheimlicht, aber auch nie zur offiziellen Neujahrspost gelegt hat.

Die mysteriöse Geschichte, die damit zusammenhängt, liegt viele Jahre zurück. In seiner ersten Zeit als Assistent auf der Unfallstation eines Kantonsspitals kam mein Mann eines Tages mit einer besonders schrecklichen Nachricht zum wie üblich dreimal aufgewärmten Mittagessen nach Hause: ein kleines Mädchen, auf den Tag so alt und mit dem gleichen Vornamen wie unsere Jüngste, hatte in der Küche herumgespielt und dabei die interessante dicke Schnur in die Finger bekommen, an deren Ende seine Mutter die Friteuse angeschlossen hatte; den Rest konnte ich mir selbst ausmalen. Den Eltern konnte wenig Hoffnung gemacht werden, dass das Kind durchkäme, da die Verbrennungen sich über mehr als einen Drittel der Hautoberfläche ausdehnten.

In der Nacht darauf erwachte ich gegen drei Uhr durch ungewohnte Geräusche aus dem Dunkel des Schlafzimmers. Ich machte Licht und sah, wie sich mein Mann hastig ankleidete. «Ich muss ins Spital», erklärte er auf meinen erstaunten Blick und zerrte ungeduldig am Krawattenknoten herum. Ich lachte. «Du musst geträumt haben», sagte ich, «es hat gar niemand angerufen.» Ich musste es wissen, denn wegen seines sprichwörtlich gesegneten Schlafs stand das Telefon sicherheitshalber an meiner Seite des Bettes, und ich hatte die mühselige Pflicht übernommen, ihn bei nächtlichen Blinddärmen wachzurütteln und mit der angenehmen Mitteilung zu beglücken, dass ihm Gelegenheit geboten werde, eine zusätzliche Bratwurst zu verdienen. (Die lächerliche Inkonvenienzentschädigung, die das Spital für zusätzliche Nachtarbeit auszahlte, pflegten wir aus purem Zynismus in möglichst handfesten, profanen Währungseinheiten auszudrücken.)

Ich war ganz sicher, dass das Telefon nicht geläutet hatte, aber er liess sich von seinem Vorhaben nicht abbringen und faselte etwas von dem Mädchen mit den Verbrennungen. Ich hingegen war der Meinung, dass im Spital genügend Ärzte anwesend seien, die dem Kind die nötige Pflege angedeihen liessen, und brach einen einseitigen Streit vom Zaun, der in laut geäusserten Gedanken über seinen offensichtlich umnachteten geistigen Zustand gipfelte, aber schliesslich blieb mir nichts übrig, als ihn mit grimmiger Teilnahmslosigkeit ziehen zu lassen. Mochte er auf dem Velo in der eisigen Januarnacht wieder zu Verstand kommen oder auch nicht, ich entschied, mich vorsätzlich und gewaltsam nicht darum zu kümmern und weiterzuschlafen.

Als er wieder ins Schlafzimmer geschlichen kam, war es sechs Uhr. «Drei Bratwürste», konstatierte ich versöhnlich, um seinem üblichen Mitteilungsdrang eine goldene Brücke über meine bösen Abschiedsworte zu bauen, aber er gab sich müde und wortkarg und behauptete, unbedingt noch etwas Schlaf nachholen zu müssen. «Es war nur ein Zufall», sagte er mehr zu sich selbst und blieb in Achtungstellung neben mir liegen, bis der Wecker läutete.

Den Sachverhalt über den Zufall erfuhr ich sehr bald, da er im Spital zum Tagesgespräch unter den Schwestern hochstilisiert wurde. Die Nachtschwester hatte sich gewundert, als der neue Assistent ungerufen und atemlos durch den Korridor kam; da musste ein Missverständnis vorliegen. Sie begleitete ihn ins Zimmer der Kleinen, wo durch Zufall eben in diesem Augenblick mitten in einem Krampf die Atmung aussetzte. Durch Zufall konnten unverzüglich die nötigen Eingriffe vorgenommen werden, und man stellte fest, dass der kleine Körper durch Zufall viel weniger Flüssigkeit ausgeschieden hatte, als man annehmen durfte, und das Zuviel an zugesetzter Flüssigkeit hatte in der kurzen Zeit zwischen zwei Kontrollgängen zu einem kritischen Zustand geführt. Durch Zufall war also der Assistent in der drei Kilometer entfernten Wohnung mitten aus seinem gesegneten Schlaf erwacht und hatte sich aus einer zufälligen Laune heraus entschlossen, auf dem Velo ein bisschen die frische Nachtluft zu geniessen.

In der Erzählung der Nachtschwester kam das Wort «Zufall» zwar nicht vor, aber mein Mann, zur Rede gestellt, wollte von den «schwärmerischen Verdrehungen» des schwesterlichen Geschwätzes nichts hören. Und wer nicht hören will, muss auch nicht unbedingt fühlen, wenn er nicht will, oder es zumindest nicht zugeben, denn unerklärliche Dinge komplizieren das Leben unnötig, und so beschloss er energisch und ein für allemal, die Begebenheit unter der Rubrik «Zufälle» abzulegen.

Einmal im Jahr jedoch taucht diese alte Geschichte wieder undeutlich auf an der Oberfläche des Eisbergs, in welchem die Zufälle wohnen. Obwohl wir seither mehrmals umgezogen sind, erreicht den ehemaligen Assistenten des Zufalls mit hartnäckiger Regelmässigkeit ein Neujahrsgruss der Eltern jenes Kindes, das durch Zufall dann doch durchkam und später mittels Hauttransplantationen kosmetisch wieder so hergestellt werden konnte, dass es sich nun, gemäss elterlichen Berichten samt Farbfoto, sogar im Bikini sehen lassen kann.

Für unerklärliche Geschehnisse hat wohl jeder Mensch seine eigenen Unerklärungen. Es macht mir nichts aus, dass unsere beiden Meinungen zu unserem «Neujahrs-Tabu» auseinandergehen. Ich bin sicher, dass sie sich irgendwo im Weltall treffen.

Medizinmänner

Der Buschpilot, der verbotenerweise hie und da die Missionsstation mitten im Urwald des südlichsten Zipfels von Venezuela besucht, nimmt manchmal Freunde mit. Oder Freunde von Freunden.

Die kleinwüchsigen, nackten Yanomamos aus dem Stamm der Guaharibos kennen den Silbervogel, der eines Tages unvermittelt aus der untergehenden Sonne heraus auf sie zufliegt. Was von der Sonne kommt, ist gut. Die paar weissen, grossen Menschen, die aus dem Bauch des Vogels steigen, sind Freunde.

Der Missionar, ein junger amerikanischer Ethnologe, ist froh, dass der Pilot einen Arzt mitgebracht hat. Der hiesige Doktor, Sohn eines angesehenen Medizinmannes aus dem Stamm der Maquiritares, ist nach einem dreiwöchigen Kurs in der Zivilisation an einem rätselhaften, hartnäckigen Ausschlag am Rücken erkrankt.

Wir besuchen das Ambulatorium. Eine gut bestückte Apotheke mit einem Dutzend verschiedener Medikamente in Tabletten- und Ampullenform beeindruckt uns sehr. Als neuste Errungenschaft moderner Hygiene thront auf dem Ordinationstisch des Doktors ein Gerät zum Auskochen gebrauchter Injektionsnadeln.

Der Doktor ist grösser als die eingeborenen Indianer. Sein Gesicht ist schmaler und undurchdringlicher, sein glattes, pechschwarzes Haar ist nach Art der Weissen geschnitten. Er trägt Kleider und Schuhe, und an seinen Ohrläppchen fehlen die riesigen Löcher, die zum Einführen von federgeschmückten Zuckerrohrstäben dienen. Er spricht fliessend spanisch und begrüsst uns mit höflicher Zurückhaltung. Unser Interesse für seine Arbeit hört er sich mit gleichmütiger Ruhe an. Sein Misstrauen dem weissen Kollegen gegenüber ist nicht zu übersehen. Widerstrebend entblösst er seinen Rücken.

«Gürtelrose», sagt mein Mann, «– Schmerzen?» Der Indianer schüttelt stumm den Kopf. «Es müsste aber weh tun, hier – und hier», behauptet mein Medizinmann made in Switzerland und bezeichnet mit sanftem Druck ein paar Stellen auf dem Rücken seines Kollegen. Der andere dreht sich verwundert nach ihm um und nickt. Er lächelt ein bisschen und streift das Hemd wieder hinunter.

Beim Nachtessen, das wir in der Hütte des Missionars einnehmen, erscheint der Medizinmann und wünscht, mit dem Arzt aus dem fernen Land ein paar Probleme zu besprechen. In einer langfädigen Einleitung preist er die Vorzüge der neuen Medikamente, die viel besser helfen als die Salbenpflaster und Essenzen, die ihn sein Vater zuzubereiten gelehrt hat. Nur –

für vieles wären die alten Mittel gut genug. Aber seit es Tabletten und Spritzen gibt, wollen die Yanomamos von den herkömmlichen Arzneien nichts mehr wissen. Er weiss nicht, wie er seinen Patienten klarmachen soll, dass er die neuen Medikamente für Ernstfälle aufsparen möchte. Etwas hilflos sieht mein Mann zu mir herüber. «Brutus, auch du...» murmelt er.

Ein anderes Problem sind schlimme Durchfälle, die in den umliegenden Indianerdörfern seit einiger Zeit grassieren. Das Medikament, das er aus der Stadt mitgebracht hat, taugt nichts. Monate werden vergehen, bevor er aus dem Mutterhaus der Mission Nachschub an wirksamen Arzneimitteln bekommen kann.

Mein Mann denkt nach. «Kohle», sagt er und sieht seinen Freund, den Ingenieur, fragend an. Die beiden beraten sich lange und entwickeln schliesslich gemeinsam ein primitives Kohlenmeilersystem, das sie dem Medizinmann umständlich auseinandersetzen. Das schwarze Zeug, das aus diesem Verfahren resultiert, muss pulverisiert werden und den Kranken in einer Dosis von... über das dunkle Gesicht des Indianers geht ein breites Strahlen. «Corecto», bestätigt er erfreut, «genau so haben es mein Vater und mein Grossvater immer gemacht.»

Am nächsten Morgen weiss es schon der ganze Stamm, dass der grosse weisse Doktor aus dem fernen Land nach langem Nachdenken auf die gleiche Heilmethode gekommen ist, wie sie ihr Maquiritare-Doktor schon lange praktizierte, bevor es Tabletten gab. Der Medizinmann ist zufrieden. Sein Vertrauen und das seiner Patienten in die alten Weisheiten ihres Volkes ist wieder hergestellt.

Die Früchte vom Baum der Erkenntnis sind gut behütet. Wenigstens vorläufig.

Schlang Fang

Möglicherweise werden Sie eines Tages einen persönlichen Brief von mir erhalten, in dem ich Sie devot-kollegial auffordere, Ihre Problempatienten in mein neu eröffnetes «gruppendynamisches physiopsychologisches Meditationsinstitut» überweisen zu wollen. Wenn ich mich ein bisschen beeile, meine Ideen in die Tat umzusetzen, kann ich bestimmt in unserem vorstädtischen Ballungszentrum eine immer grösser werdende Marktlücke schliessen, bevor es jemand anders tut.

Meine Vorstellungen sind zwar vorläufig noch recht vage oder bestenfalls unterschiedlich, aber das schadet nichts. Für die Eröffnung meines Instituts genügen vorerst ein paar Räume und feste Grundsätze. Die Räume müssen gross und vor allem sehr leer, die Wände mit handgewobener Rohseide tapeziert und die Fussböden mit einer dicken Schicht von Kieselsteinen aus dem Yangtsekjang belegt sein (in der Nachbargemeinde befindet sich eine Kiesgrube), auf denen man nur barfuss gehen dürfte. Zu den Grundsätzen gehören in erster Linie ein chinesisches Wörterbuch und zwei bis drei goldgerahmte, mit schwarzem Lack aufgepinselte Leitsätze, deren zweckdienliche Logik unter dem Begriff «alte chinesische Weisheit» meine prospektive Potenz den zukünftigen Besuchern unmissverständlich klarlegen würde. Zum Beispiel ein mystifiziertes Stenogramm über den Zusammenhang der aus dunkel verfilztem Erdreich hervorbrechenden Pilzgewächse mit den unlösbar dunklen Verflechtungen von Seele und Körper. Oder ein einfacher, entwaffnender Schlagwortabtausch, sauber und überzeugend wie eine mathematische Gleichung, etwa: «Wer das Übel behandelt, behandelt übel – nur wer mit Wurzeln behandelt, behandelt die Wurzeln des Übels.»

Dementsprechend würde sich meine Küche in ein Schlachtfeld von Wurzeln und Pilzen verwandeln. Endlich würde ich mich dazu aufraffen können, den üppig wuchernden Löwenzahn aus unserem nicht mehr sehr englischen Rasen auszustechen, denn alle Heilmittel müssten grundsätzlich entweder natürlich oder chinesisch sein, und wo die Natur keine Chance offen liesse, würden eine Messerspitze pulverisiertes No Val Ginseng oder Va Liu Ming das Ihre tun.

Denkbar einfach ist die Honorarfrage. Um mit keinem Gesetz in Konflikt zu kommen, verlange ich keine Entschädigung für meine Bemühungen. Die Erlösung meiner Freunde, von was auch immer, ist mir wichtiger als der schnöde Mammon. Auf freiwilliger Basis spendet mir jeder nur gerade so viel, wie ihm seine Gesundheit wert ist. Auch die Heilmittel bezahle ich aus der eigenen Tasche; allerdings erlaube ich mir, da und dort durchblicken zu lassen, dass besonders der Direktimport von Pilzen aus China finanzielle Opfer von mir fordert (auf den Champignondosen, die ich dann jeweils bei Aktionen lastwagenweise einkaufen werde, steht jedenfalls «packed in Shanghai»; direkter geht es wohl kaum).

Auch Instrumente werde ich für meine Behandlungen keine benötigen. Für hartnäckige Fälle habe ich zuhinterst in meiner Küchenschublade zwischen Reisszwecken und Büroklammern noch ein paar imposante Hutnadeln von einer verblichenen Urgrosstante, die sich ohne Schwierigkeiten in die Epoche der Ming-Dynastie einreihen lassen. Ansonsten verlasse ich mich ganz auf meine Intuition und meine gütigen Augen (sie sind zwar grün, vielleicht müsste ich mir doch noch dunkel getönte Kontaktschalen kaufen; braune Augen wirken irgendwie vertrauenswürdiger). Bestimmt finden sich in der transzendental-okkulten Bibliothek, die ich mir anschaffen werde, weitere Hinweise auf wirkungsvolle Methoden, und als Zugeständnis an die moderne Tiefenpsychologie würde ich ganz gerne auch die Urschrei-Therapie einführen, aber leider steht unser Haus in einer Zone, in der ausdrücklich nur «stilles Gewerbe» erlaubt ist. Damit werde ich also warten müssen, bis es mir meine finanzielle Situation erlaubt, meinen Wirkungskreis in abgeschiedenere Gegenden auszudehnen. Auf den Bürgenstock oder so.

Wer sich in Gefahr begibt...

Ein dänischer Arzt hat eine Aktion gegen das Händeschütteln gestartet. Durch das Händeschütteln, so argumentiert er, würden mehr oder weniger gefährliche Mikroorganismen von Hand zu Hand und von Mensch zu Mensch weitergereicht, und es sei geradezu grotesk, einem andern händeschüttelnd alles Gute zu wünschen und ihm dabei möglicherweise Bakterien mitzugeben, die seiner Gesundheit abträglich seien.

Leider muss ich sagen, dass ich auch zu diesen hirnlosen Geschöpfen gehöre, die sich mehrmals pro Tag leichtsinnigerweise in solche Gefahren begeben. Ich habe die blödsinnigen bis lebensgefährlichen Traditionen meiner Altvordern unbesehen übernommen, wahrscheinlich aus reiner Gefühlsduselei. Einen Händedruck verstehe ich als verbindliche Geste im wörtlichsten Sinn, und meine fehlgeleiteten Gefühle wurzeln sogar so tief, dass ich beinahe keine Demütigung so elementar empfinde wie eine hingestreckte Hand, die nicht ergriffen wird.

Aber der Mann hat ja vollkommen recht. Schade nur, dass er mit seinen hilfreichen Ideen auf halbem Weg stehen bleibt. Mit dem gleichen Aufwand an Publizität hätte er die leidende Menschheit gerade auf die Gefahren jeglicher Körperberührung überhaupt aufmerksam machen können. Zu erwähnen wäre sicher als nächstes die weitverbreitete Unsitte, unbescholtene Mitmenschen auf den Mund zu küssen. Im Bewusstsein seiner gesundheitsapostolischen Sendung hätte sich Herr Doktor Nilsson dazu verpflichtet fühlen müssen, uns die vielen Zahnteufelchen und Fäulnisbakterien à la Zahnpastareklame vor Augen zu halten, die im Laufe eines derart unhygienischen Kontakts ihren Besitzer wechseln könnten. Anstatt einen geliebten Menschen mutwillig solchen Gefahren auszusetzen, könnte man ihm ja einfach sagen, dass man ihn liebt; wenn er es nicht glaubt, ist er es ohnehin nicht wert. Dieser Meinung ist übrigens vorübergehend auch unsere Jüngste, die unserer Laborantin für den Naturkundeunterricht einen Nährboden abbettelte. Arglos erfüllte sie den Auftrag des Lehrers, die gallertige Oberfläche sanft zu küssen und danach in den Brutschrank zu stellen. Nach drei Tagen kontrollierte sie ihren Musenkuss und war schockiert ob all dem Unmusischen, das da gewachsen war. Angewidert beschloss sie, bei einem allfälligen zukünftigen Dilemma ihren diversen Freiern das Resultat dieses Versuchs vorzuführen, um so herauszufinden, welcher sie am aufrichtigsten liebe.

Aber die Gefahren des Lebens lauern nicht nur an den Berührungspunkten unserer Körper. Ich habe keine Ahnung, wie es in

Dänemark mit dem Trinkwasser steht, aber mir hat die chemisch-biologische Analyse des Leitungswassers unserer Wohngemeinde einiges zu denken gegeben. Natürlich verstehe ich nichts von Analysen, sonst wäre ich bestimmt weniger beeindruckt. Ich werde sie wohl am besten diesem dänischen Arzt zur Begutachtung vorlegen und ihn fragen, ob ich lieber täglich meine Hände von zwanzig kranken Menschen schütteln lassen oder zweimal mit Trinkwasser waschen soll. Wahrscheinlich würde er mir empfehlen, fortan den Kaffee im Autoklaven zu kochen und meine Spaghetti mit Sauce Remanex zu servieren.

Um aber wieder aufs Händeschütteln zurückzukommen: Im Guinness-Buch der Rekorde soll als Rekordhalter in dieser Disziplin einer der früheren amerikanischen Präsidenten angegeben sein. Mich wundert, wie er es geschafft hat, so manchen Händedruck zu überstehen. Er muss entweder so mörderisch zugepackt haben, dass er mit den Händen seiner Fans auch gleich sämtliche Mikroben zerquetschte, oder er hat die gefährlichen Mikroorganismen einfach samt und sonders an die nächste Hand weitergereicht. Aber wie dem auch sei, und ob's nun Truman oder Roosevelt war, weiss ich nicht mehr; ich weiss nur noch, dass er jedenfalls nicht mehr lebt.

Kein Wunder. Das hat er nun davon.

Die Reise zum Jungfraujoch

Wie ein Wunder hört sich Herrn Habeggers Geschichte an, oder despektierlich ausgedrückt, wie ein Kunstfehler mit negativen Vorzeichen; ein Fehler jedenfalls ist passiert, zweifellos, leider. Wäre Herr Habegger, wie ihm wohlgesinnte Bekannte rieten, nach der unumstösslichen Feststellung seiner tödlichen Krankheit nach Manila geflogen, so hätten heute die berühmten Geistheiler in mir eine flammende Verfechterin der philippinischen Psychochirurgie. Nun, die Chance ist vertan.

Nicht, dass mir Herr Habegger je besonders lebenslustig vorgekommen wäre, auch nie ausgesprochen unglücklich; ein spröder, wortkarger Arbeitertyp, bescheiden, vielleicht schüchtern. Wobei schon «Typ» Vorurteil sein mag: seine Hände, sehnig, kräftig und braungebrannt, wirken plötzlich marionettenhaft isoliert, wenn er die Ärmel aufkrempelt und blasse, fein behaarte Arme entblösst, weiche, fast schlaffe Verbindungsstücke zwischen den agierenden Händen und dem agierenden Körper eines Harlekins.

Dieser Herr Habegger also wies in seiner unspektakulären Art philippinische Abenteuer zurück, leise und bestimmt, ohne damit einen Märtyrer aus sich zu machen. Für solches, sagte er, fehle im der «rechte» Glaube, und, mit entschlossener Gebärde seinen Filzhut auf den Kopf rammend: «Es ist nun halt so, wie's ist.»

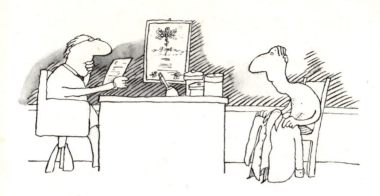

Wie's tatsächlich war, sagte er nie, sprach nie von Krebs, schon gar nicht von Pankreas-Karzinom, obwohl ihm die unbekannten Spitalärzte, die ihn auf- und wieder zugemacht hatten, reinen Wein einschenkten, rückhaltlos, ohne Beschönigung – mit der schmeichelhaften Begründung, er scheine ein Mann zu sein, der die Wahrheit verkraften könne. Über die Länge der absehbaren Lebensdauer konnten sie ihm keine näheren Angaben machen, begreiflicherweise. Mediziner sind weder Daten festsetzende noch gar ausführende Richter oder Henker. Allenfalls ist ihre Funktion der des Gefängnispfarrers vergleichbar, der den Häftling in die Todeszelle begleitet und ihn irgendwie am Hoffen erhält, sei es auf ein besseres Leben in einer anderen Welt, sei es auf eine fristgerechte Revision des Verfahrens. Auf Begnadigung hoffen zu lassen, ist Beihilfe zu unerlaubter Spekulation.

    Herrn Habegger blieb nichts übrig, als sich an seine alten Gewohnheiten zu klammern und in abwartender Ohnmacht auf dem vielgepriesenen Boden der Realität auszuharren. Ohne spürbare Auflehnung, sogar ohne weitere Fragen ergab er sich in sein Schicksal und ordnete seine Angelegenheiten, wünschte eigentlich nur, möglichst bald wieder und noch solange wie möglich im normalen Arbeitsprozess zu stehen, und so arbeitete er weiter, ein wenig spröder, ein wenig wortkarger noch als vorher, und ich hatte noch mehr Mühe, mit ihm unverbindlich zu plaudern oder gar unverbindlich zu schweigen, wenn ich ihn durch den Korridor ins Labor begleitete. Beim Anblick des feinen Adergeflechts in seiner überraschend zarten Ellbeuge befiel mich ein abscheulich fremdes, kaltes Gefühl von Wörtern wie «todgeweiht», «befristet», «unaufhaltsam».

Nach fünf Monaten traten Schmerzen auf, plötzlich, heftig, mitten in der Nacht, über den ganzen Oberkörper bis zu den Fingerspitzen, hauptsächlich links. Aus dem ersten heissen Schlaf aufgeschreckt, geisterte ich im Morgenrock durch die Praxis, sah meinen Mann den EKG-Apparat mit schleifenden Kabeln von einem Raum in den andern transportieren, kroch wieder ins Bett – vielleicht träumte ich alles nur. Schliesslich hörte ich leise die Schlafzimmertür gehen.

«Ich bin noch wach... was ist denn nun?» – «Hinterwandinfarkt», flüsterte er, «es wäre ihm zu gönnen, wenn –» weiter sprach er den Gedanken nicht aus, aber ich nickte im Dunkeln stumm vor mich hin: auch ich würde es ihm gönnen, irgendetwas.

Nun, Herr Habegger starb nicht. Schon nach erstaunlich kurzer Zeit wurde er aus dem Spital entlassen und ging wieder zur Arbeit, so bald und noch so lange wie möglich. Auf ein Rehabilitationsprogramm, so der Austrittsbericht, wurde aus hinlänglich bekannten Gründen verzichtet. Herr Habegger erholte sich, arbeitete weiter, kam in regelmässigen Abständen zur Kontrolle seiner Leberwerte und seines Herzens.

Ich glaube, an einem Sonntagabend war es. Mein Mann, den Kopf mit beiden Händen stützend, den Massstab quer über Habeggers EKG-Streifen gelegt, sass an seinem Pult und sagte nichts. Daran gewöhnt, als Mann der – rasch entschlossenen – Tat seine Zweifel und Unsicherheiten so gelassen zu ertragen, dass andere nichts merkten, sass er nun untätig über eine halbe Stunde so da, und ich fühlte fast körperlich, wie sich seine Zweifel im ganzen Zimmer verbreiteten und selbst an mir zu nagen begannen. – «Findest du nicht...?» begann ich zögernd. Nein, er fand nicht. Entschieden nicht. Er schob den Massstab beiseite und setzte sich aufrecht hin. An solche Dinge, sagte er, rührt man besser nicht. Aberglauben? Aber nein. Oder ja, vielleicht doch irgendwie.

Im Diktaphon fand sich aber schon am nächsten Tag ein behutsam abgefasster Brief an den Chefarzt, der die Diagnose des Pankreas-Karzinoms unterschrieben hatte, mit der höflichen Bitte um eine Kopie des histologischen Berichtes. Als Antwort kam postwendend ein weiteres Doppel des Operationsprotokolls mit dem Vermerk, durch die Eindeutigkeit des makroskopischen Befundes habe man sich eine histologische Untersuchung ersparen können. Wem dadurch was erspart worden war, ging aus der Situation nicht klar hervor, aber immerhin ist hiermit erwiesen, dass die freipraktizierenden Ärzte zu Unrecht lamentieren, sie seien die einzigen, die sich stets der Behandlungskosten bewusst sein müssten.

Was mich daraufhin an meinem sonst zuverlässigen und effizienten Chef befremdete, war das schleppende Tempo, in dem die weitere Abklärung voranging. Lange zwei Wochen bis zur alles entscheidenden Ultraschall-Untersuchung, nochmals endlose zehn Tage bis zur Besprechung der Ergebnisse («keine raumfordernden Prozesse») mit dem Patienten. «Ich weiss nicht, wie ich ihm das beibringe, nachdem wir monatelang mit angehaltenem Atem die Tage gezählt haben... einfach so: vergessen Sie's, das ganze war ein Irrtum.»

Ich habe nicht gefragt, wie er es schliesslich formulierte, aber nie will ich die hellen, lebendigen, flinken Augen in Herrn Habeggers Gesicht vergessen, einem nie besonders lebhaften, aber auch nie ausgesprochen unglücklichen Gesicht. Er redete wie ein Wasserfall. Es treffe sich gut, sagte er, nächste Woche habe er drei Tage hintereinander frei, die werde er jetzt zu einer kleinen Schweizerreise benützen; seine Frau habe sich immer gewünscht, einmal aufs Jungfraujoch zu fahren.

Gefühlsduselei kann man mir eigentlich nicht nachsagen. Jahrelang sind Tragödien aller Härtegrade an mir abgeglitten, ohne gravierende Spuren zu hinterlassen. Dass ich Herrn Habegger nun in seiner mitteilsamsten Stunde fluchtartig verlasse, um mich mit einer Handvoll Papiertaschentücher in der Dunkelkammer zu verbarrikadieren, ist typisch für meine aufgeblasene Gemütsruhe: eine simple Reise zum Jungfraujoch schafft mich spielend.

Diamanten

Die Meinung, dass die Frau zu den Statussymbolen der Männer gehöre, ist wohl nicht auszurotten. Ich werde den Verdacht nicht los, dass an diesem Missstand die Frauen selbst nicht ganz unschuldig sind. In den Witzblättern ist es ja auch selten der Mann, der findet, seine Frau müsse nun unbedingt einen Pelzmantel haben, wenn die Nachbarin einen hat.

Zu diesem Thema habe ich eine denkwürdige Anekdote beizutragen. Sie besteht aus zwei Hälften, und die eine davon hat mir heute morgen Frau Keller geliefert, eine knapp dreissigjährige, fleissige, sparsame Frau, die in den letzten sieben Jahren vier Kinder zur Welt gebracht hat und nie krank war. Heute ruft sie nun also an, aufgeregt, und meint, sie brauche eine Beruhigungsspritze. «Du liebe Zeit – so arg ist es?» frage ich betroffen. In unserem Dorf wüten in letzter Zeit epidemieartige Ehekrisen, so dass mir der Gedanke an andere Aufregungen schon gar nicht mehr kommt. Aber gottlob, Frau Kellers Sorgen haben einen eher heiteren Grund: sie hat bei einem Waschmittel- oder Salatölwettbewerb einen Brillantring gewonnen, dessen Barwert die junge Familie mit einem Schlag mancher finanziellen Sorge entheben könnte. Aber nun ist mit diesem Wettbewerbspreis einer von Frau Kellers holdesten Weiblichkeitsträumen in Erfüllung gegangen, und sie kann sich nicht entscheiden, ob sie lieber das Geld oder den Ring annehmen soll. «Was meint denn Ihr Mann dazu?» sondiere ich vorsichtig, bevor ich Partei ergreife. Herr Keller ist Gemeindearbeiter, und er findet, dass seine Frau bisher mit dem nicht eben grossartigen Haushaltungsgeld recht gut gewirtschaftet habe und den Schmuck behalten solle. Ich beeile mich – von Herzen – das gleiche zu finden. Wir plaudern noch eine Weile, und zum Schluss hat sich ihre Aufregung auch ohne Beruhigungsspritze gelegt, und ziemlich gelassen sagt sie: «Wissen Sie, ich werde doch lieber das Geld nehmen. Wenn ausgerechnet ich mit so einem Ring daherkomme, glaubt ja doch niemand, dass er echt sei.»

Die andere Hälfte der Anekdote ist mir vor zwei Jahren passiert. Dazu muss ich vorausschicken, dass ich keinen teuren Schmuck trage. Nicht aus Bescheidenheit etwa, aber erstens habe ich eine Vorliebe für Achate und ähnliche gemmologische Nonvaleurs, und zweitens stelle ich mindestens dreimal wöchentlich das Haus auf den Kopf, um nur meinen Schlüsselring an den unmöglichsten Ablagestellen wiederzufinden; ich hätte keine ruhige Minute mehr, wenn ich den Gegenwert eines Konzertflügels ständig an meinem Ringfinger bewachen müsste. Ausserdem sind meine Hände nicht eben aristokratisch geformt, und meine langjährige Backofen- und Bügeleisenerfahrung hat sie bestenfalls zu dem gemacht, was der Dichter als «Mutterhände» bezeichnen würde.

Vor zwei Jahren also entdeckte ich in einem Warenhaus in einer fremden Stadt im Vorbeigehen einen erbsgrossen Bergkristall, in Silber gefasst und zu einem durch seine Einfachheit bestechenden Ring geschmiedet. Er kostete dreiundsechzig Franken, und da ich mir gerade wohlgesinnt war, erschien mir dieser Betrag als Streicheleinheit etwa angemessen. Der Ring passte wie angegossen, und während meines Spaziergangs durch die Stadt freute ich mich immer wieder verstohlen am funkelnden Spiel des Kristalls an meiner Hand.

In fremden Städten passiert es mir regelmässig, dass ich Leute treffe, die ich seit Jahren nicht mehr gesehen habe und die ebenfalls nur ganz selten in dieser Stadt spazieren. «Aber nein, was für Zufälle es doch gibt!» rief meine Schulkameradin Susanne aus, als wir an einer Strassenecke fast zusammenstiessen, und fernab vom häuslichen Stundenplan hatten wir beide selbstverständlich Zeit für einen Kaffeeklatsch.

Jedesmal, wenn ich Susanne treffe, halten sich Freude und Missbehagen die Waage. Einerseits freue ich mich, Erinnerungen aufzufrischen, aber anderseits behagt mir die Art nicht so recht, wie Susanne ihre Pfeile gegen meinen «offensichtlichen» Wohlstand aus dem Köcher zieht. Seit sie weiss, dass ich einen Arzt geheiratet habe, gehöre ich für sie zu den «Blonden und Blauäugigen» aus Thomas Manns «Tonio Kröger», und jedesmal gelingt es ihr, mich so in die Defensive zu drängen, dass ich mir vorkomme wie ein Kamel mitten in einem Urwald von Nadelöhren. – Diesmal hat sie mit Sperberaugen als erstes meinen funkelnagelneuen Ring entdeckt. «Den habe ich mir vorhin für dreiundsechzig Franken gekauft», sage ich, bevor ihre Anspielungen deutlicher werden, «ist er nicht hübsch? Es ist ein Bergkristall.» – «Natürlich», kontert sie, sarkastisch lächelnd, «und die Platinfassung ist dann wohl Silber, nicht wahr?»

Den Ring habe ich zuhause zum übrigen Plunder gelegt und nicht mehr getragen. Wenn ausgerechnet ich mit so einem Ring daherkomme, glaubt ja doch niemand, dass er nicht echt sei.

Seelenwanderung

Die Seele der zweiunddreissigjährigen Frau, die unter dem bürgerlichen Namen Anita Schlagenhauf am 25. Mai psychiatrisch hospitalisiert wurde, hat ihr Erdendasein bereits dreimal durchlaufen. Erstmals geschah es um die Wende des 15. und 16. Jahrhunderts n. Chr., als Anitas Seele im Körper eines Mannes auftauchte, der knapp achtundzwanzigjährig sein Leben nicht besonders ruhmreich auf dem Schlachtfeld von Marignano lassen musste, weil ein eifriger Mitstreiter mit seiner verrosteten neunschwänzigen Katze unsorgfältig umging und beim kraftvollen Ausholen unsern Helden unglücklich am Kopf traf. Mit einer Schädelbasisfraktur wurde das Opfer von den Inspizienten des Schlachtfeldes für tot liegengelassen, und noch in derselben Nacht korrigierte das Schicksal den irrtümlichen Teil der oberflächlichen Blickdiagnose und liess die Seele an den Absender zurückgehen.

Dreihundert Jahre später wurde Anitas Seele zum zweitenmal eingesetzt. Diesmal wurde sie einem Mädchen nahe der Stadt Wien verliehen, das nach der Geburt des ersten Kindes, knapp zwanzigjährig, am Kindbettfieber starb.

Die dritte Verkörperung, die 1949 zustande kam, hatte gegenüber den früheren bessere Chancen, da weder direkt bevorstehende Kriegshandlungen noch tödlich verlaufende Infektionen zu befürchten waren. Die Jugend der Anita Schlagenhauf war unauffällig. Bald jedoch nahm die gesunde Seele in ihrem gesunden Körper Schaden an der modernen Wissenschaft, genauer gesagt an der Presse, die sich die Freiheit nahm, die Erkenntnisse eines jeden Privatwissenschafters breit auszuwalzen. Als erstes verzichtete Anita auf ihre Gesichtscrème, in der jemand kanzerogene Stoffe gewittert hatte, verzichtete aus dem gleichen Grund auf künstliche Süssstoffe, wehrte sich gegen Pillen jeder Art, weil sie entweder Hormone oder sonstige Bestandteile enthielten, die den Körper unnatürlich beeinflussen konnten, und kaufte nur noch verschorftes Obst, um mit Sicherheit der Einnahme von Spritzmittelrückständen zu entgehen.

Kurz darauf begann sie in Restaurants das Servierpersonal mit Fragen nach der genauen Herkunft der Gemüse auf ihrem Teller zu belästigen und verlangte schliesslich jedesmal eine eidesstattliche Erklärung des Geschäftsführers, dass der Blumenkohl nicht in unmittelbarer Nähe einer Autobahn gezogen worden sei.

Männern gegenüber verhielt sie sich ablehnend, um ihre ungeborenen Kinder vor den Gefahren vergifteter Schnuller, Babypuder und Kindermehle zu schützen.

Als die Alarm-Inflation von Tag zu Tag zunahm, flüchtete sie in den Kanton Uri, der weit genug entfernt schien von allen Kantonen, in denen Fragen nach einem Atomkraftwerk hängig waren, züchtete dort ihre eigenen Schafe und ihr eigenes ungespritztes Gemüse und verlebte drei glückliche Monate in der Bergwelt, bis ihr eine Statistik in die Hände fiel, der sie entnehmen musste, dass die natürliche radioaktive Strahlung des Felsens, auf den sie gebaut hatte, rund vierhundertmal stärker war als die engste Umgebungsstrahlung eines Atomkraftwerkes bei Normalbetrieb. Sie brach ihre Zelte ab und übersiedelte in ein pfahlgebautes Wochenendhaus am Ufer des Murtensees. Sie ernährte sich von Teigwaren, Salat, Fisch und Kalbfleisch; zuletzt nur noch von Teigwaren, als nach und nach bekannt wurde, dass die Fische Blei, das Kalbfleisch Hormone und der Salat Pilzbekämpfungsmittel und Nitrate enthielten. Von nun an verbrachte sie ihre Tage ausschliesslich mit der eingehenden Lektüre von Zeitungen und Illustrierten, um einen allfälligen Teigwaren-Gift-Skandal frühzeitig zu entdecken, und mit der ängstlichen Überwachung ihres Brustdrüsengewebes, das zunehmend üppiger und schwammiger zu werden schien, was sie nicht ihrer Teigwarendiät, sondern den unwissentlich begangenen Hormonsünden zuschrieb.

Konkreter Anlass ihrer Hospitalisation war die Publikation einer neuen Luftverschmutzungsaffäre in ihrem unmittelbaren Wohnbereich. Als Anita eingeliefert wurde, atmete sie nur noch ganz flach. Ihr Puls flatterte aus Angst vor Pestiziden, Fungiziden, Insektiziden und sämtlichen zwar längst vorhandenen, aber von der Presse noch nicht entdeckten -ziden. Sie litt an akuter Hexachloronitrosaminophobie und verlangte mit gebrochener Stimme, in ein Sauerstoffzelt gebracht zu werden.

Daselbst döst sie nun bei künstlicher Zwangsernährung seit Tagen vor sich hin. Körperlich ist sie altersgemäss gesund und wird es voraussichtlich bis an ihr natürliches Lebensende bleiben.

Ob ihre Seele zum Weiterwandern dann noch taugt, ist nicht mit Sicherheit vorauszusagen.

Bettgeflüster

Ich glaube, mein Mann wäre doch besser Spezialist geworden. Möglich, dass mir der pure Neid das Bild von den spezialärztlichen Ladenschlusszeiten etwas allzu rosig ausmalt. Aber früher sah ich eben nur die moralisch schön gefärbte Heldenpose des sich Tag und Nacht aufopfernden Landarztes.

Die Wirklichkeit, vor allem die Telefonwirklichkeit, sieht dann aber doch etwas anders aus. Nach den relativ weit auseinandergehenden Meinungen unserer Dorfbewohner stehen wir etwa um halb sechs auf und sind wohl kaum schon vor Mitternacht im Bett, und unbestritten ist die Tatsache, dass wir über Mittag und am Abend am ehesten Zeit haben, über Frau Hubers Senkung und Karli Zgraggens Urinbefund Auskunft zu geben. Der Telefonautomat vermag nur wenig zu filtern, denn an Werktagen führen alle Wege doch letztlich zu unserer Privatnummer. In der sogenannten Freizeit bedienen wir das Telefon je nach Abkömmlichkeit abwechslungsweise. Auf diese Art kommen wir ganz gut über die Runden, und nachdem ich jahrelang etliche Restposten von zweckgebundenem Kaugummi dazu missbrauchte, über Mittag und abends am Telefon undeutlich schmatzend und kauend zu behaupten, wir seien ganz sicher nicht gerade am Essen, haben sich wenigstens unsere Stammgäste an einen akzeptablen Stundenplan gewöhnt.

Nun gibt es im Verlauf eines Ehelebens allerdings Momente, in denen theoretisch keiner von uns beiden abkömmlich ist. In dieser Beziehung fühle ich mich zeitweise durch die blosse Existenz des Telefons fast neurotisch behindert, besonders dann, wenn der Tag hektisch und stachlig verlief und kein Zahnrad so recht ins andere passen wollte. Gegen elf Uhr liege ich im Bett und versuche mich mit ein paar Seiten Peter Bamm in ein ruhigeres Geleise zu bringen. Mein Mann hat sein Licht bereits gelöscht und fragt mich betont unverbindlich, ob ich noch lange zu lesen gedenke. Verstohlen sehe ich nach der Uhr. Um diese Zeit sind erfahrungsgemäss die kindlichen Ohrenschmerzen beruhigt; die Nierenkoliken kommen erst wieder ab halb fünf. Ich lege mein Buch weg, kuschle wohlig den Kopf in die Schulterrundung meines Geliebten und atme entspannt den vertrauten, herbwarmen Geruch der Erwartung ein. Wir haben Zeit – jede Menge.

Aber irgendwo in der Peripherie meiner aufgeweichten Psyche sitzt ein Knoten, der die losen Fäden meiner Gedankenkulissen fest im Griff hat und hartnäckig den Vorhang vor immer neuen Bildern wegzieht: Herr Lohmeier senior bekommt plötzlich keine Luft mehr; Frau Sauter hat soeben in hungrigem Halbschlaf statt Salami die Grundphalanx ihres linken Daumens aufgeschnitten; bei Rebers kräht der achtmonatige Pascal wie am Spiess, die Mutter kocht Tee, während der Vater nervös in der Wohnung herumtigert und schon im Telefonbuch zu blättern beginnt... der Countdown läuft. Leise und beharrlich tickt er hinter den Kulissen und spielt russisches Roulette: Läutet es – läutet es nicht – wann läutet es – vielleicht doch nicht –

Es läutet. Natürlich ist es keinesfalls Herr Reber. Eine unbekannte Dame – vermutlich Madame Nemesis persönlich – gibt uns die Ehre, da ihr hochspezialisierter medizinischer k&k Hoflieferant nachts nicht erreichbar ist. Sie macht gerade eine Schlankheitskur und muss schlags halb zwölf Uhr unbedingt wissen, ob sie Eier essen dürfe oder nicht.

Das Hohe Gericht möge unter Berücksichtigung der besonderen Umstände dem frustrierten Landarzt seine ausgesprochen unsachgemässe Auskunft samt Kommentar verzeihen, die er dem teuflischen Apparat mit leicht belegter Stimme an den Hörer wirft.

Ambivalente Gefühle

Wenn Du heute noch lebtest, alter Freund, wärst Du wohl an die hundert Jahre alt. Ein paar Jahrzehnte später wäre Dein Leben ganz anders verlaufen. Ich würde Dir wohl kaum mehr auf der Strasse begegnen. Wahrscheinlich würdest Du in einem Eingliederungsheim wohnen, in sozialer Sicherheit und in «Freiheit von Furcht und Not», und das würde ich Dir von Herzen gönnen. Jeden Tag hättest Du warme, saubere Kleider und sorgfältig zubereitetes Essen. Ich müsste mir keine Sorgen machen um Dich – ich würde Dich ja gar nicht kennen. Ich käme kaum mehr auf die Idee, Dir die ersten Socken zu schenken, die ich in der Arbeitsschule im Schweisse meines Angesichts und meiner Hände gestrickt hatte. Wer würde Dir wohl Schneckenhäuser bringen, nur um begierig zuzusehen, wie Deine harten Finger plötzlich zart und weich würden? Und wer würde mit offenem Mund Deinen phantastischen Erzählungen lauschen, die das Schneckenhaus in ein Schloss verwandelten und seine gewundenen Hohlräume mit Feen und Kobolden belebten?

Du gehörtest in eine andere Welt, die nur durch Deine angeborene Blindheit existierte. Keine optische Erinnerung hemmte Deine Phantasie. Abends im Bett versuchte ich mir Deine Welt vorzustellen mit blauen Wiesen und schmieriggelben Bächen, Häusern mit durchsichtigen Dächern, Bäumen mit silbernen Blättern und violetten Stämmen.

Ich begegnete Dir fast täglich, wenn Du Dir mit kurzen, schiebenden Schritten und zum Himmel gewandtem Gesicht mit Deinem weissen Stock den Wegrand erklopftest. Wenn ich Dich bei der Hand nahm und führte, liessest Du den Stock nur noch als behelfsmässigen Fühler dicht über den Boden hin- und herschlenkern. Nie hast Du meine Hilfe zurückgewiesen. Ich lernte, kleinste Hindernisse wahrzunehmen. Ich versuchte, meinen einsamen Schulweg dem Bach entlang bis zur Mühle mit geschlossenen Augen zu gehen. Schliesslich schaffte ich es, mich nur am Rauschen des Wassers zu orientieren und die Brücke über dem Stauwehr zu erreichen, ohne ein einzigesmal zu blinzeln.

Bei schönem Wetter setzte ich mich zu Dir auf Deine Bank und sah Dir mit Bewunderung zu, wie Deine knorrigen Finger behende eine Weidenrute in ein Gewirr von biegsamen Stauden einflochten und mit zielsicherem Griff das Rutenende irgendwo in der Luft wieder packten. Deine Sicherheit erstaunte mich so sehr, dass ich Dich manchmal verstohlen von der Seite her beobachtete, ob Du nicht am Ende doch ein bisschen schummeltest. Aber Deine nicht ganz geschlossenen Augen waren unentwegt nach oben gerichtet und liessen milchigblaue Halbmonde unter den Lidern hervorblitzen.

Heute wäre das alles ganz anders. Unsere Gedanken sind frei, unbelastet von Furcht und Not. Heute, musst Du wissen, wird uns die Fürsorge für unsere behinderten Mitmenschen in Promillen vom Lohn abgezogen, und wir dürfen uns in Gewissheit wiegen, dass die rechten Leute etwas Rechtes damit tun. Unsere Körbe kaufen wir im Warenhaus. Wahrscheinlich kommen sie aus China, was wissen wir schon. Wir brauchen uns nicht mehr persönlich darum zu kümmern, ob ein alter, blinder Korbflechter warme Socken hat. Die zärtliche, mit Neugier und Leben-Lernen vermischte Zuneigung eines Kindes – vielleicht würdest auch Du sie heute als blosse Zudringlichkeit empfinden. Die Betreuung der Behinderten wird an Erwachsene delegiert, die über den psychologisch richtigen Umgang mit ihren Schützlingen genaustens orientiert und instruiert werden. Kinder kann man dafür nicht brauchen. Alles, was Kinder dazu beitragen können, ist, über Behinderungen diskret hinwegzusehen, als wären sie nicht vorhanden. Mitleid –

Hatte ich Mitleid mit Dir? – Nicht im heutigen Sinn des Wortes. Irgendwie ist ihm die Substanz der persönlichen Mitverantwortung abhanden gekommen; es haftet ihm ein leicht pharisäerhafter, künstlich gesüsster Beigeschmack an. Mitleid bedeutete mir kindlich-ernsthaftes Miterleben, Mitdenken, Mithelfen, unmittelbar, notwendig, unausgewogen und ungewertet. Gleichwertig warst Du mir nie. Du warst anderswertig in einer unerfassbaren Art, keinem Sehenden vergleichbar. – Wie oft batest Du mich um kleine Handreichungen, die Du gar nicht nötig hattest, und liessest mich grosszügig das herrliche Gefühl ungehindert auskosten, brauchbar und unentbehrlich zu sein. In Wahrheit hast Du meine sehenden Augen nie gebraucht. Aber Deine Blindheit, Deine

Anderswertigkeit haben meine Kindheit erweitert, bereichert.

Lieber Freund, inzwischen bin ich erwachsen und habe selbst Kinder. Wenn sie mir Schneckenhäuser bringen, schliesse ich noch immer die Augen. Ich lege eines der zarten Gebilde in die Kuhle meines Handtellers und streiche mit dem Mittelfinger den Rundungen nach, wie Du es mir beigebracht hast. Wenn ich die Augen wieder öffne, trifft mich der leicht befremdete Blick meiner Kinder.

Er trifft mich zutiefst. Dieses Fühlen, dieses intensive Sich-Hineindenken ins Innere der Wölbung, körperlos, blindlings – wer wird meine Kinder lehren, Schneckenhäuser mit geschlossenen Augen anzuschauen?

Ikarus – ohne Netz und doppelten Boden

Warum nur fällt mir immer dieser Spruch ein, wenn von Ikarus – unserem Ikarus – die Rede ist? Er ist fünfundzwanzig und kein bisschen weise. Dafür hat er einen gebuildeten Body, der ihm lieb und teuer ist; vor allem teuer, möchte ich mit Verlaub bemerken. In den knapp sieben Jahren seiner verkehrstechnischen Autonomie haben Ikarus' Freiheitsdrang und Abenteuerlust die Allgemeinheit gewiss mehr gekostet als Dutzende jener Achtzigjährigen, die für ein einigermassen beschwerdefreies Alter in letzter Zeit als Sündenböcke der Nation für die

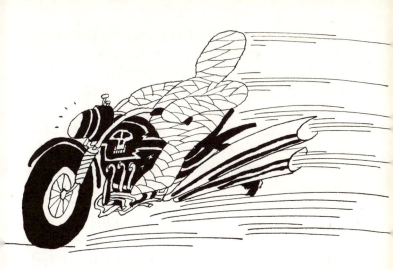

ständig wachsenden Gesundheitskosten herhalten müssen.

Zuerst hatte Ikarus ein leichtes Motorrad, das aber seinem aufgestauten Freiheitsdrang nicht gerecht wurde und ihm nichts als einen Beinbruch und ein paar Prellungen einbrachte. Solches passiert eben, da kann man nichts machen. Zwei Jahre später war er amtlich reif für eine schwerere Maschine, und diese, eine echte Rarität unter japanischen Brüdern, erfüllte jeden Wunschtraum des wegen Rückenbeschwerden vom Militärdienst dispensierten Jungknaben (und jeden Alptraum normaler Automobilisten und schlaftrunkener Nachbarn). Drei Jahre hintereinander setzte es nun wüste Unfälle: Oberschenkel-Trümmerfrakturen, Beckenbrüche, mit Platten und Schrauben versorgt, muskulär auftrainiert, von Platten und Schrauben befreit, nochmals physikalisch therapiert, und flott da capo al fine: nach Monaten erstmals wieder arbeitsfähig, bestieg Ikarus enthusiastisch seinen ach so lange vernachlässigten Feuerstuhl, um mit frischem Mut und bewährtem Tempo gleich wieder irgendwo in die Landschaft zu knallen: Wirbelbrüche, Rippenbrüche, Zehntausende an Heilungskosten und Verdienstausfallsentschädigung. Aber auf gar keinen Fall wollte Ikarus freiwillig darauf verzichten, sich wieder in Gefahr zu begeben. Dieses Gefühl brauchte er einfach, verstehen Sie, rein psychisch, koste es, was es wolle, und egal wen – ich bitte Sie, wo leben wir denn?! Doch wohl noch immer in einem freien Land, oder! Also!

Zwischendurch kam in einem unfallfreien Jahr zur Abwechslung auch die Krankenkasse zum Zug: Malaria. Na ja, auch das kann's geben; Risiko. Wer ist denn schon so hirnrissig, wegen drei Wochen Trekking in Hinterindien zehn Wochen lang an irgendwelche Tabletten zu denken! Und überhaupt, so aggressives chemisches Zeug wegen ein paar Tagen Ausland! Schliesslich ist man kein Anfänger, passt ja leidlich auf mit Wasser und Früchten und so, aber wenn's der Teufel will, so erwischt es einen halt. Schicksal. Krankenkasse und Arbeitgeber haben das Nachsehen, sorry, aber ist immerhin kein Beinbruch, oder!

Eines unglückseligen Tages musste der heisse Ofen in den Schatten einer neuen Flamme zurückweichen. Ikarus entdeckte die Fliegerei und kaufte sich einen Hängegleiter. Nach drei Schnupperstunden und einer sogenannt ausreichenden Einführung in die Aerodynamik fühlte er sich zu Höherem berufen, schlug die Warnungen erfahrener Kameraden in den augenblicklich gerade günstigen Wind und brachte sein ultraleichtes Fluggerät auf irgendeiner Fluh in Startposition. Mit der typischen Nonchalance maskuliner Autodidakten-Genies lehnte er es ab, sich nach allfälligen Turbulenzen oder Luftfahrthindernissen zu erkundigen, er hatte ja Augen im Kopf.

Und so bewahrheitete sich einmal mehr das Sprichwort «Es ist noch kein Meister vom Himmel gefallen», denn als Meister konnte man Ikarus beim besten Willen nicht bezeichnen. Beim dritten Startversuch gelang es ihm, den festen Boden zu verlassen. Er sackte mitsamt seinen navigatorischen Theorien und seinen Augen im Kopf himmeltraurig ab und sauste in knapp hundertzehn Meter Luftlinie ohne Netz und doppelten Boden mehr vertikal als horizontal auf den Rand einer Kiesgrube zu. Immerhin hatte in weiser Voraussicht ein himmlischer Kulissenschieber vor Jahren schon genau am Zielpunkt ein paar Ebereschen hingepflanzt, so dass sich das rotgelb leuchtende Tuch in den dichten Zweigen verfing und Ikarus mit dem Rest des abgebremsten freien Falls den Boden mit ausgestreckten Händen begrüsste. Die Erde hatte ihn wieder. Mit zwei gebrochenen Oberarmen und zerrissenen Sehnen.

Die Arme wurden geflickt, die Sehnen genäht, die Reflexe mittels elektrischer Reiztherapie angestachelt, bis der rechte Bizeps und die linke Fallhand wieder zu neuem Leben erwachten.

Natürlich ist keine Rede davon, dass Ikarus nun die Nase voll hätte vom Fliegen. Jetzt erst recht – Feigheit wäre das letzte, was er sich nachsagen liesse. Es sind ja *sein* Leben und *seine* Knochen, die er dabei riskiert; dass die andern seine Grossrisiko-Versicherungsprämien bezahlen helfen, ist nicht sein Bier. Das gehört zur Solidarität. Die einen haben Mut, die andern Geld. Paraplegiker – was ist das? Oh, nein, nicht mit ihm – niemals! Kugel durch den Kopf, fertig, aus!

Sollte es demnächst Mode werden, den Rheinfall als Wasserskischanze zu benützen oder mit aufgespanntem Regenschirm von der Filisurer Eisenbahnbrücke zu springen, wird Ikarus begeistert mit von der Partie sein. Da kein Gesetz solches verbietet, wird die Versicherung – mit dem Segen unseres Parlaments – jeden Unsinn berappen müssen: da man den gesunden Menschenverstand nicht obligatorisch erklären kann, will man ihn wenigstens obligatorisch versichern.

Und bevor die Gesetzgebung auch nur die Ultraleichtfliegerei im Griff hat, wird unserem erfinderischen Ikarus garantiert noch etwas viel Tolleres und Freiheitlicheres einfallen, und niemals braucht er auch nur einen Gedanken dran zu verschwenden, dass je aus einem noch so spektakulären Sturz oder harten Fall ein Härtefall werden könnte.

Bisweilen bringt mich das derart auf, dass ich kaum mehr geradeaus denken kann. Ohne Netz und doppelten Boden – auch dies, wenn ich's recht bedenke, nur eine schnörkelhafte Wortspielerei. Eigentlich meinte ich das soziale Netz und ein Fass ohne Boden.

Tornado II

Einen Tornado I gab es auch, aber das ist eine andere Geschichte. Falls noch ein Tornado III dazukommt, rekurriere ich bei der World Association of Meteorology gegen den Beschluss, Wirbelstürme ausschliesslich mit weiblichen Namen zu belegen.

Tornado ist ein knapp vierjähriges männliches Individuum. Als Säugling war er unauffällig und eher träge, nicht kränker als andere Kinder, wenn man davon absieht, dass andere Kinder ihre Abgase in diverse Richtungen ohne ärztliche Hilfe loswerden. Nicht so Tornado II. Allein die normalen intestinalen Gasbildungen während seiner ersten drei Lebensmonate haben bestimmt mindestens soviel gekostet wie die silbernen Gefässe, in denen Kaiser Nero seine Tränen aufzufangen pflegte.

Nach diesen drei Monaten begann ein kurzes, aber heftiges Trauerspiel um die Impfungen. Tornados Mutter kam mit einem Impfplan aus einer deutschen Illustrierten angerauscht, der länger war als alle Geburtstags-Wunschlisten unserer Kinder zusammen. Mein

Mann äusserte die unmassgebliche Meinung, dass sieben von acht der dringend empfohlenen Impfungen überflüssig bis sinnlos seien und weigerte sich schliesslich strikte, Tornado auch noch gegen Tollwut oder Katzenseuche oder so ähnliches zu impfen. Nicht einmal die mütterliche Drohung, Tornados Heil künftig in die Hände eines berühmten Kinderarztes zu legen, vermochte die immunologische Borniertheit des unterbelichteten Hausarztes zu erschüttern. Und da wir danach von Tornado nichts mehr hörten, nahmen wir an, der Kinderarzt sei nun endgültig zum Handkuss gekommen.

Die Funkstille dauerte nicht einmal drei Jahre. Dann waren alle verfügbaren Kontingente an Kinder- und anderen Ärzten abgegrast, und aus unerfindlichen Gründen waren wir plötzlich wieder in Gnade gefallen, obwohl mein Mann keineswegs einsichtiger geworden ist und sich über die kolportierten, deutlich individuell zurechtgebogenen Ansichten der unterdessen beigezogenen Koryphäen ungerührt hinwegsetzt. Der plausibelste aller Gründe ist wohl, dass Tornados Mutter unsere Wartezeiten so angenehm kurz findet, und auch das hat seinen Grund, denn ich habe verfügt – ganz gegen meine sonstigen Gewohnheiten – Tornado absolute Priorität einzuräumen. Falls die neue Praktikantin meine Weisung nicht ernst nimmt, tritt im Wartezimmer der Ernstfall ein. Tornado schafft es innert vierzig Sekunden, sämtliche Hefte und Bücher fliegend auf dem Fussboden zu vereinigen und unter dem Torfmull der frisch umgetopften Monstera zu beerdigen, bevor er sich ein Geduldsspiel aus Plexiglas greift und mit Eselsgeduld und voller Kraft voraus entweder das Glas oder das umliegende Mobiliar zu zertrümmern versucht.

Einmal im Sprechzimmer – selbstredend nach kurzen, nachhaltigen Besuchen im Labor und hinter dem Empfangspult – wirft er sich auf den erstbesten Rollhocker und dreht seine wirbelstürmischen Runden bäuchlings durch den Raum, verfehlt zufällig ein paar Kurven in Richtung Instrumententisch, um den grazilen Reflexhammer zum Kippen zu bringen, macht wenn nötig unter den standfesteren Gegenständen mit Fäusten und Ellbogen reinen Tisch, und bemerkt vorwurfsvoll, dass wir die Glasschalen und Salbentuben infolge früherer Erfahrungen vor seinem Eintreffen präventiv entfernt haben.

Schliesslich mündet sein wildes Tun in eine kreative Beschäftigungsphase. Mangels Salbentuben richtet sich sein Augenmerk diesmal auf die Schachtel mit den sterilen Gazekompressen, und unter dem stummen Beifall seiner Mutter trägt Tornado Schicht um Schicht ab; seine beiläufig kommentierte Beobachtung, dass die unterste und letzte Kompresse genau gleich aussehe wie die oberste, stellt die ungewöhnlich kritische Intelligenz des Vierjährigen unwiderruflich unter Beweis. Kinder sind eben neugierig, meint die Mutter stolz: intelligente Kinder jedenfalls schon.

Tornados überdurchschnittliche Intelligenz steht ausser Zweifel. Hamburg-Wechsler, Kramer und all die andern Tests, die Tornado mit spielender Leichtigkeit absolviert haben soll, ergaben zusammengerechnet einen IQ von mehreren hundert Prozent. Auch die Hirnströme funktionieren einwandfrei, wie die Abklärung eines Verdachts auf POS zeigte – vollkommen unnötig, sagt die Mutter indigniert, so etwas kommt in unserer Familie nicht vor – und im Knochenalter, röntgenologisch erhärtet, sei er seinen Altersgenossen weit voraus, sagen wir: praktisch erwachsen.

Neuerdings steht der Familie eine Veränderung bevor. Tornados Vater, für einen deutschen Konzern in der Schweiz tätig, wird zum stellvertretenden Direktor befördert und nach Johannesburg abberufen. Das finde ich grossartig. Alle freuen wir uns aufrichtig über die frohe Kunde und lassen dem Vater zu seinem eklatanten Erfolg gratulieren. Wir freuen uns immer, wenn es die Leute zu etwas bringen.

Und schön für Tornado II, dass er ein bisschen in der Welt herumkommt.

Kranken-Kürzestgeschichte

Eines Tages wurde Frau Frei von beängstigenden Schmerzen in der linken Brust befallen. Ihr Hausarzt diagnostizierte einen Morbus Tietze der dritten Rippe, erklärte ihr anhand einer Zeichnung den Entstehungsmechanismus ihrer Qualen und leitete eine Therapie ein.

Frau Frei, der es schier unglaublich vorkam, dass sich aus einer so simpel erklärbaren Ursache ein derart heftiger Schmerz entwickeln könne, wies sich am nächsten Tag selbst zur Abklärung ins Spital ein (oh doch, das kann man). Aus dieser Abklärung resultierten netto 162 g Befundkopien, 314 g Röntgenbilder (Computertomogramm inbegriffen) und die abschliessende Diagnose: Morbus Tietze der dritten Rippe.

Rio Grande

Ich weiss nicht, wie ein einzelner Arzt das alles aushält und wohin es noch führen wird. Vielleicht sehe ich es nur als Hilfsperson so düster: kleine und grosse Nöte, kleine und grosse Klagen, Anspruch auf totale Wiederherstellung oder auf Bestätigung der totalen Funktion sämtlicher Organe, Recht auf ein totales Leben ohne Kopfweh und Rückenweh, Anspruch auf tägliches tennis-ellbogenloses Tennisspielendürfen ohne Rückfallrisiko, Anspruch auf Ferien ohne Menstruationsblutung, Anspruch auf staatlich subventionierte, reibungslos funktionierende Zweierbeziehung inklusive kompromisslose Selbstverwirklichung, Diskussionen mit Arbeitgebern, die Auskünfte verlangen, die ich auf möglichst freundliche Art nicht geben kann, Diskussionen mit Krankenkassenfunktionären, dito, mit dem nicht immer ganz freundlichen Hinweis auf den Dienstweg via Vertrauensarzt, Diskussionen mit Drogenabhängigen; Verzweiflung, Scham und Wut über die routinierte Unterkühltheit, die ich mir als moralischen Mundschutz über die Seele stülpe wie eine wollene Strumpfmaske, Diskussionen, Defensive, Recht auf, Anspruch auf... ich versinke in einem Sumpf von Ineffizienz und Inkompetenz, und wenn ich nachts erwache, ist der Sumpf noch immer da, vermischt sich mit Buchhaltung und Bilanz zu einem brodelnden Morast, und immer noch keine Altersvorsorge; per Saldo bleibt das Dunkel der Nacht mit überdimensioniert einbrechenden Ansprüchen, Rechten, Diskussionen.

Ich habe zwei Möglichkeiten, dem Morastgefühl zu entkommen. Ich kann wählen zwischen Chemie und John Wayne, und da ich den Produkten der Chemie mit der überheblichen Skepsis der Nichtbetroffenen begegne, halte ich mich meist lieber an den garantiert unschädlichen John Wayne. Morgens um zwei Uhr wanke ich im Nachthemd in die Stube, rücke den Video-Recorder zurecht und durchforste unsere Schatzkiste nach einem Western, nach «High Noon», «Rio Grande», dem «Schatz der Sierra Madre» und wie die Klassiker alle heissen, die ich längst Minute für Minute auswendig kenne. Irgendwo wird sich eine der Szenen schon finden, die ich als Psychopharmaca-Ersatz jetzt dringend benötige, Hauptsache, die Guten sind gut, die Bösen bös, schön schwarz-weiss und innert zwei Minuten narrensicher einteilbar, und im Augenblick ist mir die politische Präferenz des Regisseurs schnurzegal; ob seine Sympathien bei den Südstaatlern, den Yankees oder den Indianern sind, ich hocke manipulierend vor dem Gerät auf dem Boden, spule vor und zurück und lechze ungeduldig nach der Einstellung, in der John Waynes Bein – oder nur der Fuss? Ach was, seien wir grosszügig – unrettbar verloren ist, zerschossen, zerquetscht, zertrümmert, was auch immer, nicht einmal das braucht mich zu kümmern. Mit unbewegter Miene und einem Achselzucken nimmt der Westernheld das Urteil des alten Dr. Wilkins aus Dodge City oder Fort Bliss gelassen hin, schluckt schicksalsergeben die halbe Flasche Whisky, die ihm ein flachsblondes Greenhorn bibbernd anbietet, lässt sich gehorsam mit einem – angesicht der Dauer der Sezessionskriege erstaunlich sauberen – Taschentuch knebeln und ohne Wimpernzucken mit Pferdezaumzeug an einen improvisierten Operationstisch fesseln. Ton: Knochensäge, unterlegt mit zunehmend galoppierenden Henry-Mancini-Synkopen, Bild: John Waynes Gesicht in Totale gezoomt. Die rotgeäderten Augäpfel werden grösser und treten aus den Höhlen – Schmerz – Entsetzen – Kiefersperre – und ab ist das Bein. Oder der Fuss. Und während das Greenhorn den Helden mit einer brennenden Zigarette und der postoperativen Hälfte der Whiskyflasche versorgt und ihn dann seiner wohlverdienten Ohnmacht überlässt, ist die Welt für mich wieder in Ordnung. John Wayne, Tröster der Anspruchslosen. Eins und eins gibt zwei, die Proportionen von Ursache und Wirkung stimmen überein, alles ist so schön einfach, richtig, klar, effizient, ohne Recht auf, ohne Diskussionen, ohne Ansprüche, ohne Komplikationen. Und ohne Hin und Her über halbe Taxpunkte und Verbandmaterial.

Leise tappe ich wieder zum Bett zurück, beruhigt, befriedigt, gesättigt und so müde, dass ich nur noch in Stichworten denken kann. Schade, dass Sigmund Freud das nicht mehr erleben darf.

Milchmädchenrechnung

Herr Schweri hat es nicht leicht. Jeden Werktag muss er mit seinem Auto siebenundzwanzig Kilometer zur Arbeit und ebensoviele wieder nach Hause fahren; Baustellen und grossstädtische Engpässe machen ihm zusätzlich das Leben schwer. Da er gleitende Arbeitszeit hat, aber doch auch wieder nicht so gleitend, dass er schon um vier Uhr morgens anfangen könnte, verlässt er sein Haus so früh wie möglich, bevor der grosse Verkehr einsetzt. Morgens um vier würde sein schnelles Auto die Strecke in genau zwanzig Minuten bewältigen, aber zweieinhalb Stunden später sieht die Sache leider anders aus, und dummerweise hat Herr Schweri haufenweise Nachahmer, die ebenfalls allen andern ein Schnippchen schlagen wollen und schliesslich mit einem allgemeinen Massenfrühstart sein geniales Konzept zunichte machen. Und während Herr Schweri sonst im politischen und gesellschaftlichen Sektor Gleichgesinnte eher sympathisch findet, regt er sich im Frühstau bei laufendem Motor gottsjämmerlich auf über all die Ausserkantonalen, Lastwagen, Militärfahrzeuge, Langhaarigen, Frauenspersonen und Ausländer (sogar mit Wohnwagen! Um diese Zeit!), die seine Strasse unnötigerweise gerade dann verstopfen, wenn rechtschaffene Bürger ihrer ehrbaren Arbeit nachgehen wollen.

Mit der Mittagspause geht es ihm nicht besser, obwohl er hier eine andere Taktik bevorzugt: er sticht seine Uhr möglichst spät, wenn alle andern mit satten Bäuchen und gehetzten Gesichtern schon wieder zur Arbeit eintrudeln, versucht es zuerst im Schnellimbiss; dort macht sich aber just eine Horde Halbwüchsiger aus der nahen Kantonsschule breit – ausgerechnet diese grossmäuligen halbintellektuellen Blue-Jeans-Nichtstuer, die besser ein paar belegte Brote von zuhause mitnehmen würden, statt die Gaststätten der Werktätigen zu belagern, aber eben, heute gibt man den Jungen lieber Geld, statt sich um sie zu kümmern, kein Wunder, wenn sie mit Pflastersteinen schmeissen – und schliesslich bleibt Herrn Schweri bestenfalls der «Ochsen», wo er an der Stehbar einen weit teureren Hamburger hinunterwürgen und gleich darauf mit Seitenstechen und Magenbrennen bis zum Halszäpfchen in seine heiligen Hallen zurückhastet, um seine Stempeluhr noch rechtzeitig zu füttern.

Eine Stunde vor Arbeitsschluss sieht er dauernd nach der Uhr, um den Startschuss nicht zu verpassen. Früher, vor der Ära der gleitenden Arbeitszeit, schlossen alle Büros gleichzeitig um fünf, und der Verkehr brach um Viertel nach fünf zusammen. Heute findet all das in der gleichen Reihenfolge, aber rund eine Stunde früher statt, denn die gleitende Arbeitszeit wurde nur erfunden, um einen möglichst gleitenden Übergang von der Arbeit in einen möglichst langen Feierabend zu ermöglichen, und wenn Herr Schweri gegen halb sechs total erschöpft zuhause anlangt, sieht er auch noch den letzten Rest seiner vorprogrammierten Freizeit durch die Finger gleiten. Denn nun kommt, pickelhart, sein Fitnessprogramm an die Reihe; wer derart gestresst wird, muss auf seine Gesundheit ganz besonders achten. Er hastet treppauf, duscht (so will es die Werbung), zieht sich um, hastet treppab, knallt Trainingsanzug und Turnschuhe auf den Rücksitz, schaltet sein vegetatives Nervensystem auf Blaulicht und Sirene, orgelt auf sämtlichen acht Zylindern durch dichtbesiedeltes Gebiet wie ein Berserker, erreicht in zweiundachtzig Sekunden den Parkplatz am Ausgang des Vita-Parcours, muss ihn, verdammt und zugenäht, viereinhalbmal umrunden, bis sich endlich einer bequemt, ein Parkfeld zu räumen, stürzt sich verbissen in seine Freizeituniform, absolviert verbissen sein Freilichttheater, ärgert sich nebenbei über zwei junge Leute, die den Wald offensichtlich zu andern Zwecken missbrauchen (wartet nur, ihr werdet auch älter), und steht nach genau vierunddreissig Minuten erneut unter seiner Dusche, verschwitzt, fitgestresst und todmüde. Aber immerhin nicht unzufrieden: er hat sein hartes Tagwerk vorschriftsmässig geschafft.

Aus reiner Neugierde habe ich mir für Herrn Schweri einmal einen etwas anderen Stundenplan ausgerechnet. Der Bahnhof ist fünfundzwanzig Gehminuten von Herrn Schweris Wohnung entfernt. Mit etwas sportlichem Ehrgeiz könnte er die Strecke in lockerem Trab in fünfzehn Minuten schaffen. Wenn er zur gleichen Zeit starten würde wie heute, wäre er in fünfzig Minuten am Arbeitsplatz, und zwar berechenbar sicher und ohne Hetze, könnte in dieser Zeit die abendliche Zeitungslektüre vorholen oder Mitreisende beobachten, allenfalls Kontakte pflegen. Für die Mittagspause könnte er seinen gehetzten Hamburger mit jenen liebevoll belegten Broten vertauschen, die er gerne als Sinnbild des heilen Elternhauses den Gymnasiasten anhängen möchte, sie in der Stille der entleerten Büroräume in Ruhe verzehren, meinetwegen mit den hochgelagerten Beinen des American way of life, oder nach ein paar isometrischen Übungen: Schreibtisch an den Aussenkanten fassen und kräftig zusammendrücken; vielleicht hat es in der weiteren

Umgebung sogar ein Hallenbad, dem er hie und da zwei Stunden seiner gleitenden Freizeit opfern könnte. Und abends entspannt und gemütlich dasselbe rückwärts: fünfunddreissig Minuten Bahnfahrt, fünfzehn Minuten Trab, Feierabend. Und nichts gegen Vita-Parcours: vielleicht reicht es nun doch noch für eine Runde als freiwillige Dreingabe, möglicherweise sogar zu Fuss hin und zurück, und der Anblick des jungen Pärchens würde ihn daran erinnern, dass es im Wald nicht nur Sauerstoff, sondern auch Moos und Pilze gibt.

Ich werde mich natürlich hüten, Herrn Schweri meine Milchmädchenrechnung zu präsentieren. Auch wenn ich ihm beweisen könnte, dass sich allein aus den Amortisationskosten für sein schnelles Auto, Benzinverbrauch nicht eingerechnet, ein Generalabonnement erster Klasse der SBB herausschlagen liesse. Erstens geht mich sein Lebensstandard nichts an, und zweitens braucht das Ego des Herrn Schweri wohl den – notfalls selbstfabrizierten – Dauerstress als Wertmassstab für seine Leistungen. Wer etwas von sich hält und will, dass auch andere etwas von ihm halten, muss ein gerüttelt Mass an Stress vorzeigen können. Echte Leistung lässt sich zweifelsfrei am Grad der täglichen Erschöpfung nachweisen. Die Richtigkeit dieser Ansicht ist mehrfach belegt und durch unzählige Beispiele erhärtet: nur durch Stress bringt man es im Leben zu etwas.

Mindestens zu einem Herzinfarkt.

Daktari

Das private Trauerspiel des Ehepaars Seiler nahm seinen Anfang schon im Flugzeug. Von Eingeweihten mit gebührendem Jagdgeschrei empfangen, verströmten die ungekrönten Könige Charme und Huld über treu ergebene Häupter. Sie waren die erfahrensten Routiniers, hatten in fünfzehn Jahren keine einzige Winter-Bade-Safari ausgelassen, kannten am Bestimmungsort jeden Boy mit Vornamen und wussten, wer wofür mit Geld, Bier oder Bildkalendern zu bestechen war. In dramatisch verhaltenem Flüsterton verrieten sie neueste Insidertips an bevorzugte Bekannte, denen zuzugehören wir nicht die Ehre hatten, solange mein Mann nach mehrfach bewährtem Muster als Metzger mitreiste. Obwohl – oder vielleicht gerade weil – er dem Bild absolut nicht entspricht, das man allgemein von Vertretern dieses Berufszweigs hat, machte ihm bisher noch nie jemand seine fiktive Stellung bei einer ebenso angesehenen wie ahnungslosen Grossmetzgerei streitig; mit hausfraulichen Quizfragen über die Anatomie von Rindvieh ist er jedenfalls nicht in Verlegenheit zu bringen.

Freilich gehen wir durch diese Marotte bei Gruppenreisen gewisser gesellschaftlicher Privilegien verlustig. So würden wir es z. B. niemals schaffen, in den Hofschranzenkreis von Seiler und Konsorten aufgenommen zu werden. Wir haben nichts von Interesse zu bieten. So lauschten wir denn auch diesmal wieder aufmerksam den Erklärungen über die Funktion der Sauerstoffmasken und folgten – typisch Anfänger – unverzüglich allen durch Gongschlag, Leuchtschrift oder Lautsprecher übermittelten Anweisungen des Flugkapitäns, streiften nicht ganz ernsthaft die Möglichkeit einer technischen Panne oder gar eines Flugzeugabsturzes, derweil sich Seilers unverblümt über jene Tölpel ausliessen, die ihre Zollfreiheit nicht bis zum letzten Winkelzug in Spirituosen investiert hatten.

Zwei Stunden nach dem Start erreichte das Drama einen ersten Höhepunkt nach dem Nachtessen. Seilers, aller Flugzeugkost abhold, wie es sich für kultivierte Menschen gehört, nippten skeptisch am Mineralwasser, mümmelten mit spitzen Lippen etwas Chickencurry und wiesen schliesslich angeekelt den Pudding als Gipfel der Zumutung weit von sich.

Damit stand fest, dass das ganze Mahlzeitenkontingent verdorben war. Der Beweis folgte nach knapp zwanzig Minuten: Herr und Frau Seiler mussten sich die wenigen Bissen in der engen Toilette nochmals durch den Kopf gehen lassen, er nach dem vierten, sie schon nach dem zweiten Whisky.

Da keiner der übrigen Fluggäste ähnliche Anzeichen von Lebensmittelvergiftung bemerkte, vermutete der neben mir auf dem Fensterplatz sitzende Metzger flüsternd, dass es sich aufgrund der lautstark verkündeten Liste von Symptomen wohl eher um eine Grippe handeln dürfte.

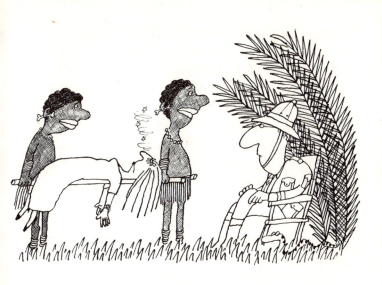

Die Zugluft im schlecht gefederten VW-Bus, der uns Stunden später zu unseren Bungalows brachte, traf wiederum ganz gezielt nur die armen Seilers, worauf sie sofort unisono zu husten und schnupfen anfingen.

Zum Schluss schienen alle Stricke zu reissen. Es stellte sich heraus, dass die wenigen mit Klimaanlage ausgestatteten Zimmer schon belegt waren. Seilers, die vor Monaten schon ausdrücklich gekühlte Luft bestellt und bezahlt hatten, mussten eine ganze Nacht lang die gleiche tropische Warmluft atmen wie das gewöhnliche Fussvolk.

Mein mitleidloser Rohling von Schlachtergeselle empfand diesen unglücklichen Zufall nicht nachteilig und bot treuherzig dem todkranken Paar mit dem branchenspezifischen Feingefühl einige Tabletten Alcacyl an. Damit geriet er der Dame des ungekühlten Hauses aber schön in den falschen Hals. Schon beim Morgenessen schrie sie nach einem Arzt, beim Mittagessen nach Antibiotica und beim Dinner nach einem anderen Klima (und erwähnenswert ist, dass der Fortgang der ganzen Handlung nicht ein einzigesmal durch das Auslassen einer Mahlzeit unterbrochen wurde). – Das Klima bekam sie endlich, worauf sie am nächsten Morgen noch viel verschnupfter zum Morgenessen erschien und unmutig in ihrer Handtasche nach Versicherungspolicen und dem Gönnerausweis der Rettungsflugwacht herumstocherte.

Am vierten Tag, so lautete das offiziöse Bulletin, entschlossen sich Seilers zur sofortigen Rückkehr per Linienflug. Auf Kosten der Versicherung natürlich.

In der Tragödie drittem Akt erinnerte sich der Hotelmanager eines Passes mit medizinischem Doktortitel und bat meinen solcherart umfunktionierten Reisemetzger um eine objektive Beurteilung der Lage. Seilers ging es bereits so schlecht, dass sie sich zwischen den Mahlzeiten meistens hinlegen mussten und deshalb nicht fähig waren, die paar Schritte bis zum Sanitätszimmer des Hotels zu gehen. Der Steh-Auf-Doktor führte also wunschgemäss den dringend verlangten Bungalowbesuch aus, diagnostizierte eine Grippe, behauptete kühn, dass unter diesen Umständen keine Versicherungsgesellschaft der Welt angehalten werden könne, ein teures Rücktransporttheater finanziell zu unterstützen, bestand mit nunmehr offiziell-ärztlichem Nachdruck darauf, dass die Klimaanlage ausgeschaltet und die Alcacyltabletten eingenommen wurden, verbot für drei Tage jeglichen Badegenuss sowohl im Swimmingpool als auch im Meer und schüttelte anschliessend ungerührt die Kollektenbüchse der schwarzen Mission. (Was mich persönlich furchtbar mopst: die Versicherungsgesellschaft, die einen vierstelligen Betrag einsparte, kommt bei der Büchse natürlich nicht zum adaequaten Zug...)

Und damit, nach drei blassen Tagen, waren unsere wirklichen Ferien zu Ende. Unglaublich, wie es plötzlich allen schlecht ging: Durchfälle, verstauchte Knöchel, Nervenkrisen wechselten sich ab mit herauseiternden Seeigelstacheln und Sonnenbränden jeden Grades. Aber auch einheimische Schwarze kamen in Scharen und wollten den Daktari sehen; Kopfweh, Rückenweh, Wehweh, das grosse Zivilisations-Weltschmerztheater.

Nach einer Woche waren Seilers wieder beinah wohlauf und hatten einen neuen Liebling in ihrem Hof, einen «Schatz von Arzt», der ihnen persönlich einzeln das Leben gerettet hatte und daher in den Kreis derer aufgenommen wurde, die unsere erholungsbedürftige Zweisamkeit mit grosszügig gespendeten Cocktails und witzlosen Witzen bereicherten.

So also wurden Herr und Frau Metzger heimlich, still und leise begraben. Einmal hat nun die Sache eben nicht nach Wunsch funktioniert.

Wenn wir zuhause sind, werde ich mir doch einmal Prospekte für sogenannte «Ärztereisen» bestellen. Wir kennen so viele nette Kollegen, mit denen wir gerne reisen würden; wozu also meine unbegründet schüttelfrostige Haltung gegen einen ehrlichen Berufsstand, sobald es um unsere Ferien geht? Warum sollte ich, wenn schon, lieber mit Seilers abstürzen als mit achtzig oder hundertzwanzig etablierten Schweizer Ärzten? So viele auf einen Streich – immerhin wären doch damit für gewisse Politiker ein paar Probleme vorübergehend gelöst.

Madonna im Rosenhag

Sie ist Mitte zwanzig, in Erwartung ihres zweiten Kindes. Die Bestätigung, dass sie wieder schwanger ist, hat sie bis unter die Haarwurzeln erröten lassen wie ein junges Mädchen. Sie ist zierlich gebaut, stets gepflegt und modisch gekleidet, und wenn sie eintritt, geht die Frühlingssonne auf, mitten im Spätsommer, strahlt in ihrem Gesicht, über ihren ganzen Körper. Lebhaft und wendig sind ihre Bewegungen, aufrecht und sicher ist ihr Gang; wenn sie mit dem Urinfläschchen über ihrem runden Bauch durch den Korridor ins Labor stöckelt und ihre langen, dunklen Haare über die Schultern zurückschleudert, drückt ihre stolze Haltung ein Gefühl aus, das mich noch im weiten Umkreis wie Wellen erreicht und durchflutet: alles Glück dieser Erde... Urmutter,

Madonna; aus den Dornen meines Alltags wachsen Rosen, ich möchte ihre Schwester sein, möchte diese neun Monate lang in ihrer Nähe, ihrem Schatten leben. Leben, atmen, empfinden.

Mein Mann nimmt ihr Karteiblatt vom Pult, liest ihren Namen. Sein Gesicht erhellt sich, scheint gelöst, erfreut; schwungvoll dreht er sich auf dem Absatz um zur Sprechzimmertür – das Leben ist schön. Er liebt seinen Beruf. Es gibt keinen schöneren – nicht in den nächsten fünfzehn Minuten.

Manchmal ist ihr Ehemann dabei, besonders am Anfang, wenn die Herztöne nur mittels technischer Hilfsmittel zu hören sind. Für den Termin seiner Frau beim Arzt lässt er sein Geschäft Geschäft sein; nichts ist ihm wichtiger als die Herztöne seines Kindes. Und während sie nach der Untersuchung vor dem Empfangspult steht und wartet, bis ich ihre neuen Fluortabletten und das Urinfläschchen für die nächste Kontrolle beschriftet habe, hält ihr Mann sie leicht um die Schulter, sanft, als wage er sie kaum zu berühren, die Mutter dieses winzigen Wesens mit dem schnellen Herzschlag, sieht sie von der Seite her an mit einem scheuen Blick voller Zärtlichkeit, der mir das Blut in den Kopf treibt, als ginge er mich selber an. Inzwischen plaudert und fragt sie dies und das, fragt auch jedesmal, wie es mir gehe, nicht so obenhin, sondern als ob sie es wirklich wissen möchte, und jedesmal geht es mir gerade ausgezeichnet; ich muss mich einfach wohlfühlen, wenn sie vor mir steht und mir grosszügig von ihrer Freude und ihrem Glück abgibt, soviel ich will.

Sie hat das Geburtsdatum meines Mannes herausgefunden. Sie weiss auch, wann wir unsere Kaffeepause einschalten. Sie weiss alles, bringt alles in Erfahrung, irgendwie. Am Morgen des festlichen Tages steht sie plötzlich da, mit leuchtenden Augen und den herzlichsten Wünschen fürs «Geburtstagskind» und einem selbstgebackenen, allerliebsten Gugelhöpfchen, puderzuckerbestäubt, wie aus dem Bilderbuch, noch körperwarm – «etwas Kleines zum Kaffee», sagt sie und ist auch schon wieder verschwunden, noch bevor ich meinen Dank für die liebevolle Geste in Worte fassen kann.

Nun dauert ihre Schwangerschaft nur noch wenige Wochen. Schade, dass es schon wieder vorbei ist, und schade, dass ich es wieder nie über mich brachte, ihr zu sagen, was ihre Besuche mir bedeuten. Ich werde es wohl nie tun, aus Furcht, sie würde es nicht verstehen oder nicht glauben. Sie ist einer von jenen Menschen, die allen andern mit spontaner Herzlichkeit und Bewunderung begegnen und dafür wie selbstverständlich Freundschaft und Dankbarkeit ernten, ohne es wahrzunehmen.

Gott behüte sie. Sie und ihr Kind. Sie und noch viele weitere Kinder, dem Fortbestand einer kleinen heilen Welt zuliebe, bitte, und ein bisschen auch mir zuliebe...

Do you speak BASIC?

Ich bin eine Mitläuferin. Seit Jahren laufe ich vor allem an Computerfachtagungen mit, nicht etwa aus Interesse, bewahre, nein, aus reiner ehelicher Pflichterfüllung. Ich begleite meinen Auserwählten durch all seine anfallsmässig auftretenden Hobbies, wie Mütter ihre Kinder durch die Kinderkrankheiten, habe Schutzhüllen für Fernrohre und Stoffsäckchen für seltene Steine genäht, mühselig den Klavierpart von Haydn-Trios geübt und alle Spurbreiten von Eisenbahnen in aller Welt besichtigt und befahren, habe mich jahrelang durch Fotogeschäfte mit und ohne Spiegelreflex und Bajonettverschluss schleppen lassen, entstaube und entwurme regelmässig Schubladen mit ganzen Samenbanken von verschiedenen Rhizinuspflanzen, die längst am Vermodern sind – und nun auch noch Computer!

Dabei kann ich Ihnen versichern, dass ich trotz allem, was in den letzten Jahren an meinen Ohren vorbeiplätscherte, keine Ahnung habe von allem, was über einen Zählrahmen hinausgeht. Aber das macht nichts, einer stapelt höher als der andere, und ich kann's auch schon ganz gut. Ich stelle mir eine Hard-Disc voller Fachausdrücke zusammen und gehe mit Track, File, Megabyte, Lineprinter und Winchester-Drive auf die Jagd, bzw. auf Microfichezug, streife mit pseudokundigem, wenn auch geringschätzigem Blick durch die Hardware und lasse mir ungerührt die Programmpakete der Software anpreisen, von der ich im voraus weiss, dass der Wurm drin ist. Wichtig ist dabei, den branchenspezifischen Jargon tadellos zu beherrschen: der Wurm ist in der Software, während es im Programm nie einen Wurm, sondern immer einen Hund hat.

Ich ermuntere Sie unverbindlich, auch einmal so eine Computerausstellung zu besuchen. Vor allem als Frau kann man da allerhand erleben oder auch inszenieren. Schauen Sie den Leuten aufs Maul und lernen Sie ein paar eindrucksvoll klingende Sprüche auswendig. Fragen Sie einen der jungen Herren in hellgrauem Flanellanzug und rotgestreifter Krawatte, ob allenfalls bei dieser CPU auch eine Multi-User-Multi-Task-Konfiguration aufgebaut werden könne, obwohl der Massenspeicher offenbar nur ein Single-Density-Floppy-Drive zu sein scheine. Ich amüsiere mich jedesmal mit schlechtem Gewissen bei meinem selbstprogrammierten Computerspiel, mache dazu ein gescheites Gesicht, oder was ich dafür halte, und lausche mit skeptisch schräggeneigtem Kopf den dienstbeflissenen Erläuterungen, von denen für mich jedes Wort wie Bahnhof tönt, äussere abschliessend vernichtende Zweifel an der Kompatibilität der verschiedenen Hardwaresysteme untereinander, mache verhalten abfällige Bemerkungen über die Zugriffgeschwindigkeit und lasse mich auf keinen Fall für so dumm verkaufen, wie ich bin; sollte alles fehlschlagen, so gibt es als todsicheren Tip noch das sogenannte «Interface»: das fachgerechte Schimpfen darüber weist Sie unverkennbar als Insider aus: «Interface», eine Art Verbindungsstück zwischen zwei Apparaten, liesse sich mit «Zwischengesicht» zwar wörtlich, aber unzulänglich übersetzen, denn genaugenommen hat es immer zwei Gesichter, nämlich vorn ein lächelndes, das an den einen Apparat passt, und hinten ein weinendes (das des «Anwenders»), das gemäss Angaben, Versprechen, Garantien und heiligsten Schwüren der Hersteller unbedingt an den anderen Apparat passen müsste...

Zur Abwechslung habe ich noch eine viel bösartigere Variante meines Computerspiels entwickelt. Ich nütze dazu mein biederes, naives Aussehen, das kein Wässerchen trübt, besonders bei jenen freundlichen Vorführern aus, die mich gönnerhaft in der Anwendung der Tastatur zu unterrichten versuchen und dabei von der Voraussetzung ausgehen, dass ich auch eine gewöhnliche Schreibmaschine nicht einmal vom Ansehen kenne. Ich meinerseits gönne ihnen die Freude, mich zaghaft hinzusetzen, pflichtschuldigst zu strahlen, wenn auf dem Bildschirm tatsächlich der Buchstabe erscheint, den ich getippt habe, und Minuten später herrscht ringsum verzweifeltes Wehklagen und Händeringen, denn im Herausfinden, welche Tastenkombination das ganze Programm aussteigen lässt, bin ich ein wahres Genie. Und während ich mich äusserlich mit grossen Augen verdutzt erkundige, was denn nun los sei, suhlt sich innerlich mein schweinehündisches

Emänzchen behaglich im Pfuhl der wissentlich begangenen Sünde und straft die Herren der Computerschöpfung dafür, dass sie ahnungslos aussehende Frauen ohne weiteres für so ahnungslos halten, wie sie aussehen.

    Natürlich habe ich mich hauptsächlich für die sogenannten Ärzteprogramme zu interessieren, die wie Pilze aus dem Boden schiessen, gemäss der Bauernregel, dass man heuen müsse, solange die Sonne scheine. Angesichts der Hast und der Überredungstechniken, die die Anbieter an den Tag legen, sollte man glauben, dass sich die Gewitterwolken am Horizont mit Windeseile auf die Ärzteschaft zu bewegen. Nun bin ich aber ein relativ ungläubiger Mensch, vor allem, wenn es sich um Computer handelt; von gebrannten Kindern habe ich mir sagen lassen, dass Serviceleistungen und Software allerhand mit dem Glauben zu tun hätten, und so stehe ich mitten in einer Schar von unentschlossenen Zweiflern am Ufer und sehe zu, wie einer nach dem andern wortlos in den Fluten versinkt, auf denen er wandeln wollte. Wortlos – denn um Prozesse zu führen, braucht man Geld, und das bekommt man nur, wenn man seine ausstehenden Guthaben in Rechnung stellen kann, und dazu wiederum braucht man ein einwandfreies – und finanziell tragbares – Abrechnungssystem.

    Das einwandfreiste und finanziell tragbarste Abrechnungssystem für den Arzt ist bis auf weiteres noch immer seine fleissige Ehefrau. Angestellte eignen sich dazu nur in seltenen Glücksfällen. Für weniger fleissige Ehefrauen, wie ich es leider bin, tut es auch ein möglichst anonymer, möglichst weit entfernter Grosscomputer, den möglichst viele schon möglichst lange erprobt haben. Immerhin kann der mir nicht kündigen, verlangt keine Sozialleistungen und macht mich nicht für allfällige Schäden an seinem komplizierten Innenleben verantwortlich.

So ein netter Mensch

Herr Bodmer ist gerührt. So einen netten Menschen wie diesen – wie heisst er gleich: Krell? – von seiner Privatversicherung gibt es nicht so rasch noch einmal. So wie der sich für ihn eingesetzt hat – und so uneigennützig!

Wenn mir Herr Bodmer die Geschichte nicht selbst erzählt hätte, wäre ich gar nicht auf die Idee gekommen, dass der früher einmal selbständig erwerbende Bodenleger schon vor Jahrzehnten eine derart teure Privatversicherung abgeschlossen haben könnte. Früher – ja, früher! Da kannte ich ihn eben nicht. «Denken Sie», berichtet er stolz, «seit meinem Blinddarm anno achtunddreissig habe ich nie mehr einen Arzt gebraucht!»

Nun, inzwischen ist er alt geworden und hat sein Geschäft aufgegeben, und die Versicherung, die er in guten Tagen gern bezahlt hat und nie beanspruchen musste, lastet immer schwerer auf seinem schmaler gewordenen

Geldbeutel. Lange Zeit hat es ihm der Stolz nicht zugegeben, etwas zu unternehmen – was würde auch der nette Herr Krell von ihm denken, der ihn jedesmal zu Weihnachten besuchte und ihm immer einen schönen Kalender schenkte: Arosa im Rauhreif, Rigi-Kulm mit Nebelmeer, eine Nachtaufnahme vom Zürcher Bellevue mit wirren farbigen Leuchtspuren auf dunklen Strassen.

Endlich ist dem alten Mann ein Stein vom Herzen genommen. Herr Krell, dieser überaus nette Mensch, kam sogar von sich aus auf das Thema, taktvoll, verständnisvoll, als ihn Herr Bodmer im Dezember in seinem Büro aufsuchte. Etwas von Prämienanpassung stand in dem Brief, den er zur Besprechung mitbrachte. Prämienanpassung nach oben natürlich, die Teuerung, nicht wahr, im Gesundheitswesen ganz besonders, und das Krankheitsrisiko nimmt mit zunehmendem Alter schliesslich auch nicht ab, das muss man einsehen. Und Privatversicherungen werden nicht subventioniert, auch daran muss man denken. Nur eben, eine derart krasse Erhöhung – äh, Anpassung – diese finanzielle Belastung...

Wie gesagt, Herr Krell hielt sich tadellos. Mehr noch: er sah sofort und ganz von selbst, dass der alte Mann mit den bisherigen Prämien bereits an der Grenze seiner möglichen Verpflichtungen angelangt war und nahm es ihm überhaupt nicht übel: nein, er machte sogar selber den Vorschlag, die Privatversicherung aufzulösen. Und er wuchs noch über sich hinaus, indem er auf der Stelle mit einer Krankenkasse telefonisch verhandelte, die sich bereiterklärte, Herrn Bodmer trotz seines hohen Alters aufzunehmen und – man stelle sich soviel innig-herzliche Menschlichkeit vor! – den alten Mann mit seinem eigenen Privatauto zum Sitz der betreffenden Krankenkasse am andern Ende der Stadt chauffierte, um ihm beim Abschluss mit Rat und Tat beizustehen, denn man weiss ja nie, was Krankenkassenfunktionäre einem versicherungstechnisch nicht so versierten Greis alles an Unnötigem aufschwatzen würden.

Jetzt ist Herr Bodmer erleichtert. Für den Rest seiner Tage ist – zu sozial getragenem und angemessenem Preis – gesorgt. So ein netter Mensch, dieser Krell. Und zum Abschied überreichte er mit den besten Wünschen für die Zukunft im Namen der Versicherung, die über Jahrzehnte Herrn Bodmers Prämien für gesunde, risikoarme Tage kassiert hatte, grosszügig und trotz allem noch den neuen Kalender: Schloss Chillon in Gewitterstimmung, das Basler Münster von hinten.

Fünfundvierzig Jahre mal zwölf Kalenderblätter geteilt durch neunmal angepasste Prämien inklusive Zins und Zinseszins gibt – einfacher Dreisatz – durchschnittlich hundertsiebzig Franken pro Bild. Nein, natürlich kann man so nicht rechnen. Es hätte ja sein können, dass Herrn Bodmers Herzinsuffizienz schon vor zehn oder zwanzig Jahren aufgetreten wäre. Wo es um die Gesundheit geht, sind geschmacklose Scherze fehl am Platz. Herr Bodmer soll nur froh sein...

...dass die Sozialversicherung für alle da ist. Besonders für die Risikoreicheren, die für die Privatassekuranz nicht mehr interessant sind.

Kommunikation

Ich bin untröstlich. Wenigstens partiell. Da hat man nun das «Jahr der Kommunikation» ausgerufen, und schon wieder erhalte ich ungeachtet meines formvollendeten Protests die Androhung von «heute mit separater Post versandten» eintausend Rezeptformularen. Ich weiss nicht, wer wann welchen Bedarf an Sprechstundenkärtchen und dergleichen errechnet hat; wahrscheinlich geschah es in euphorischer «packen-wir's-an»-Stimmung kurz vor der Praxiseröffnung. Jetzt stapeln sich die mittlerweile kostenanteilpflichtigen Druckerzeugnisse, die sich mit erbarmungslosem Elan unvermindert Jahr für Jahr selbst anliefern, in einer dunklen Ecke des Lagerraums und potenzieren durch ihre bedrückend rasch steigende Wachstumsrate die offensichtlich unterdurchschnittliche Tüchtigkeit des Praxisinhabers.

Gegen den stummen Vorwurf etwas zu unternehmen, ist nicht ganz einfach. Papier ist nicht nur Papier, und Blanko-Rezeptformulare kann man wohl kaum bedenkenlos der Altpapiersammlung des Samaritervereins anvertrauen. So schrieb ich denn vor Jahresfrist dem sehr geehrten Computer, der die Kostenanteilrechnungen verschickt, einen freundlichen Brief mit der kategorischen Bitte, unsere Adresse in allen Programmen für mindestens sieben Jahre zu sistieren, da sonst unser Haus in Kürze unter der Last der heiligen Papierkühe zusammenbreche. In Ermangelung eines Aktenvernichters hätte ich das Zeug natürlich auch verbrennen können; die Höhe des Unkostenanteils würde dem aktuellen Kilopreis von Cheminéeholz knapp entsprechen. Aber die Vorstellung, einen geliebten Namen in tausendfacher Auflage eigenhändig zu kremieren, widerstrebt mir zutiefst.

Eine Antwort erwartete ich nicht. Immerhin dachte ich, dass ein anständiger Computer mindestens Befehle ausführen könne, aber diese Dinger haben alle etwas gegen mich. Noch nie habe ich eines zum Reden oder Schreiben gebracht. Nicht einmal zum Schachspielen. Ich meine mit Betonung auf «spielen», unter Berücksichtigung von Gefühlsregungen. Haben Sie es schon versucht? Mit einem Schachcomputer? Spüren Sie seinen warnenden Blick, wenn Sie zu kühn werden? Merken Sie, wie seine Spielmoral zu wanken beginnt, wenn Sie ohne zwingenden Grund mitten auf dem säuberlich unterteilten Schlachtfeld ein verlustreiches Bauern-Blitzgefecht anzetteln? Wie er versucht, Ihre Konzentration mit kabarettistischen Einlagen zu durchlöchern, bis der Ernst der Lage in einer Lachsalve untergeht? Und wie schliesslich angesichts des mutwillig herbeigeführten Debakels der Computer über Ihr Haar streicht und Sie fragt, ob Sie nicht lieber noch ein Glas Wein mit ihm trinken?

Es ist unschwer vorauszusehen, dass uns die Technik bald ein Leben in bequemen Einpersonenwaben ermöglicht, die millimetergenau auf jedes Bedürfnis zugeschnitten sind, ein Leben mit lauter künstlichen Partnern, die rund um die Uhr verfügbar bleiben und uns den mühseligen Kontakt zu andersdenkenden und andersgelaunten Artgenossen ersparen. Selbst die aufblasbare Gespielin aus Gummi dürfte überholt sein, denn sicher verlangt ihre puppenhafte Passivität eine auf die Dauer allzu anstrengende Entwicklung von Erfindungsgabe und Vorstellungskraft. Ein gefundenes Fressen also für die Elektronik, Copyright by E.T.A. Hoffmann, eine Handvoll Chips macht's möglich: Augenaufschlag, Simulation verschiedener Herztonfrequenzen, modulierbare Stimmlage mit sensorgesteuertem Dialogprogramm und Geräuschkulisse, Knopfdruck genügt: heissblütig, spröde, zärtlich, animalisch; auf Wunsch lieferbar mit batteriegespiesenem Zusatz für individuell programmierbare Besonderheiten, im Preis inbegriffen ein Handbuch für Anwender und ein Jahr Garantie auf die mechanischen Teile. – A propos: wie wär's denn mit dem «künstlichen Patienten» als Übungsmaterial für Medizinstudenten? Man stelle sich dereinst die Erleichterung an unterbelegten Universitätskliniken vor: macht nichts, wenn die einzige

Leberzirrhose zwei Tage vor den Staatsexamensprüfungen ihre Entlassung durchsetzt; jedes Krankheitsbild ist ab sofort simulierbar, raffinierteste Nebenerscheinungen eingeschlossen, Tremor, Urticaria, alles Gratiszugaben zum Software-Programm, ausgenommen vielleicht besonders exklusive Arten von foetor aethylicus.

Und ich sitze immer noch auf meinen Rezeptformularen. Der Verbindungsmann zur Firma ist zuerst nicht zuhause und danach nicht zuständig. Immerhin teilt er meine Empörung über den unfolgsamen Computer und rät mir, mich energisch zu beschweren. Wo, kann er nicht mit Sicherheit sagen, aber wenn schon, dann energisch.

Es reicht mir jetzt wirklich. In den nächsten vier Wochen werde ich alle Rezeptformulare farbig anmalen, mit der Lochmaschine bearbeiten und als Konfetti per Flaschenpost rheinabwärts schicken. Im Februar ist das wohl die einzige Sprache, die man in Basel versteht.

Familien-Sparkonferenz

«So geht das einfach nicht mehr weiter», stöhnte Helvetia Schweingruber und hieb mehr resigniert als kräftig die lahme Faust auf den Tisch des Hauses, «jetzt muss endlich gespart werden, und zwar von allen, nicht immer nur von mir!»

So begann diesmal der Start ins Wochenende mit einer notfallmässig einberufenen Familienkonferenz. «Ihr wisst», eröffnete sie die Sitzung mit konferenzpsychologisch versierter Behutsamkeit, «dass die Geschirrspülmaschine seit zwei Jahren überfällig ist, und jetzt ist mir heute morgen auch noch das Mikrowellengerät endgültig ausgestiegen. Zugegeben, das war damals ein Gelegenheitskauf, aber da sieht man wieder einmal, dass solches sich auf die Dauer eben doch nicht bezahlt macht. Ferner sollte der Teppich im Bad ersetzt werden, und in der Heizung tropft etwas, das nach einer mindestens dreistelligen Reparatur riecht. Ich erbitte dringend Vorschläge, wo und wie jeder von euch etwas sparen könnte. Aber bitte realistische und praktisch durchführbare Vorschläge. Wir können nun einmal nicht das Haus abreissen und dafür ein Zelt aufstellen. An den festen Ausgaben wird sich nicht viel rütteln lassen.»

Die Familienmitglieder gingen folgsam in sich, was vor allem dem siebzehnjährigen Sohn und Nachwuchs-Torhüter Marco hoch anzurechnen war, wusste er doch, dass durch seine heutige Abwesenheit der FCS den Aufstieg in die dritte Liga endgültig verpasste. Nach zweistündiger Klausur kamen alle wieder zusammen und stellten Vorschläge zur Diskussion. Die Mutter war der Meinung, Sohn und Tochter könnten ab sofort ihre Zimmer selbst putzen, nur noch einmal pro Woche frische Jeans und Pullover anziehen und bei der Garten-

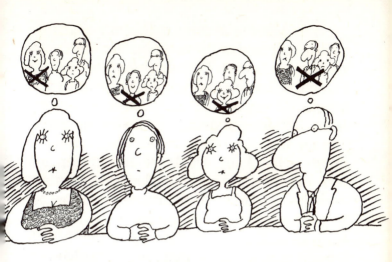

arbeit mithelfen; auf diese Weise lasse sich gut die Hälfte der Umgebungs- und Reinigungskosten einsparen. Ausserdem seien sie alt genug, nachts das Licht im Korridor zu löschen und ihre Stereoanlagen vor dem Einschlafen auszuschalten.

Bevor die direkt Betroffenen zu diesem Ansinnen Stellung nehmen konnten, legte der Vater sein Veto ein: so ging das natürlich nicht, dass man den fehlenden Teil einfach an den Löhnen der Spettfrau und des alten Mannes abriss, der hie und da Gartenarbeiten besorgte. Nicht zu einer Zeit, da die Lage auf dem Arbeitsmarkt immer prekärer wurde. «Nein, Helvezeli», begütigte Vater Schweingruber im Brustton der staatspolitisch rechtschaffenen Überzeugung, «deine erzieherisch wertvollen Ansätze in Ehren, aber ebenso wollen wir unserem Nachwuchs doch auch soziales Denken vorleben.»

Der Vater seinerseits hatte ein riesiges millimeterkariertes Butterbrotpapier mit einem tuschegezeichneten Flussdiagramm bedeckt, das sehr effizient aussah und als provisorische Arbeitsunterlage genau aufzuzeigen vermochte, dass es im grossen und ganzen wohl am ehesten um die Diskussion des Verursacherprinzips zu gehen hatte. Da die beiden Jungen jedoch für die von ihnen induzierten Kosten maximal bis zur Höhe ihres Taschengeldes behaftet werden konnten – und nicht wahr, auch das war bedingt illusorisch – obwohl, grundsätzlich gedacht, nur eben: der Zeitpunkt für solche Überlegungen war alles in allem, da nun wie gesagt ja noch vieles im Fluss war, äusserst ungünstig. Später jedoch, wenn die Kinder ihr Geld selbst verdienten, würden die bisher getätigten geistigen Investitionen dieses Nachmittags von dauerhaftem Wert sein, «würde ich meinen», schloss Schweingruber senior seine Ausführungen mit zeitgemäss rhetorischer Eloquenz.

Die fünfzehnjährige Tochter hockte mit herabgezogenen Mundwinkeln am runden Familientisch und schwieg wutentbrannt. Da hatte sie nun wegen so sagenhaftem Familienscheiss einen weisch wie lässigen Supertyp kaltstellen müssen, der inzwischen bestimmt total alt aussah; selbstredend gurkte sie das sagenhaft an und stellte ihr weisch wie ab.

«Ich will dich ja nicht kritisieren, Mam», übernahm nun Marco in wohlerzogenem Ton das Wort, «aber wenn du weiterhin bei jeder technischen Störung deine Maschinen sofort durch neue ersetzt –» – «Was! Ich? Das Zeug kann man ja nicht reparieren lassen! Es kommt ja teurer als –» – «Aber Mutter, ich meine es doch rein kapitalmässig mit Amortisations- und Folgekosten. Schau, wir hatten gerade heute morgen in Mathe so ein Beispiel: Wenn der Regierungsrat des Kantons X eine Milliarde Franken in sein altes Universitätsspital hineinbuttern möchte, so ergibt das bei einer Amortisationsdauer von fünfzig Jahren schon allein an Zins- und Amortisationskosten – ohne Overhead und was sonst noch kommt – einen jährlich wiederkehrenden Kapitalbedarf von fünfzig Millionen Franken. Wenn du also bei deinem Geschirrspüler –» – «He!» mischte sich der Vater energisch ein, «wie redest du eigentlich?! „Hineinbuttern"! Das sind Investitionen! Sprich nicht über Dinge, von denen du nichts verstehst! Amortisationsdauer von fünfzig Jahren bei einem öffentlichen Spital – solche Idiotenrechnungen denken sich doch seit Jahrhunderten immer wieder die gleichen weltfremden Mathematiklehrer aus. Der Staat holt sich sein Geld doch beim Steuerzahler – da fällt die Verzinsung schon einmal hin!» – «Aha!» brauste der Sohn nun auf, «du denkst schon genau so ökonomisch krummgebohrt wie die!» – «Quatsch!» schrie der Vater, «und überhaupt: eine Milliarde! Die müsste ja vors Volk und würde haushoch bachab geschickt!» – «Oh, nein, das macht der Regierungsrat des Kantons X eben ganz anders» trumpfte der Junge auf, «und das hat mir jetzt nicht der Mathelehrer gesagt: er macht aus der Milliarde ganz kleine Schnipsel, die eben noch in die Kompetenz des Kantonsrates fallen, und die bringt er als Einzelvorlagen immer knapp vor den Kantonsratswahlen. Und dann kannst du mir den Politiker zeigen, der gegen den Ausbau einer sozialen Institution sturmläuft.»

«Hört jetzt auf zu politisieren», bat die Mutter mit schwacher Stimme. «Eines sag' ich euch: wenn ihr meint, es liege an meinem Geschirrspüler, so könnt ihr meinetwegen wieder von Hand abwaschen, aber ohne mich.»

Harzig und mühevoll beriet die Familie noch einige Stunden hin und her, und zum Schluss, so darf man doch sagen, waren die Bemühungen von Erfolg und gewissen Übereinstimmungen gekrönt. Jeder war sich einig, dass hauptsächlich der andere sparen musste, und so beschlossen Vater und Mutter Schweingruber demokratisch, dass die Kinder rund einen Zehntel der von ihnen verursachten Kosten aus ihrem Taschengeld – viel mehr hatten sie nicht – bezahlen mussten, was für die Familie immerhin eine Gesamtersparnis von 1,65 Prozent ausmachte.

Am Montagmorgen um acht Uhr bestellte Frau Schweingruber den technisch fortschrittlichsten Kernspintomogra – eh, Mikrowellenherd. Der war zwar relativ teuer, aber schliesslich musste er auch wieder für eine Weile halten.

Um schonendes Anhalten wird gebeten

Er war fast zwei Jahre älter als ich und galt als gefürchtetster Schläger im Quartier. Sommer und Winter trug er eine verwaschene Windjacke in knapp definierbarem Blau, die er virtuos als Hilfsmittel für Marter aller Arten einzusetzen verstand, zum Fesseln und Knebeln, in Friedenszeiten auch zur Kennzeichnung sportlicher Örter: Start, Ziel, Goal.

Ausgerechnet er war es, der den Namen unseres Dorfes in ein geheimnisumwittertes, schaurigschönes Rampenlicht rückte, indem er sich eines Tages – wohl mit guten Gründen – vom häuslichen Herd entfernte und polizeilich gesucht werden musste. Voller Andacht und glühend vor Neid lauschte ich dem Radiosprecher, der vor den Mittagsnachrichten in wohlgesetzten Worten um «schonendes Anhalten» bat und es doch tatsächlich fertigbrachte, die lausige Allwetterjacke zu einem «swissairblauen Gabardine-Anorak» aufzuwerten. Ein klein wenig färbte der Glorienschein auch auf mich ab, denn ich hatte die Ehre, den Vermissten zwar nicht als letzte gesehen zu haben, aber doch als letzte von ihm verprügelt worden zu sein.

Ob man ihn gefunden hat oder er selbst zurückkam, weiss ich heute nicht mehr, jedenfalls darf ich also annehmen, dass die Geschichte ein unspektakuläres Ende genommen hat. Hingegen erinnere ich mich deutlich, dass ich in der Folge während einiger Zeit das reissende Verlangen äusserte, zwar nicht eigentlich davonzulaufen, aber einmal «schonend angehalten» zu werden, bis meinem Vater der Geduldsfaden riss und er vorsorglicherweise ein Signalement für mich aufsetzte, das besondere Kennzeichen wie «Statur vollschlank», «unregelmässige Schneidezähne» und «leicht hinkender Gang» enthielt. Damit beendete er abrupt den extrovertierten Teil meiner elegischen Phase, und ich beschränkte mich fortan darauf, mich abends todeswillig, mit gefalteten Händen, kerzengerade ins Bett zu legen und mit unverhohlenem Triumph die Vorstellung auszukosten, wie sehr sich meine Eltern – sollte mich wirklich in dieser Nacht der Tod ereilen – über meiner schönen, frommen Kinderleiche grämen müssten. Ihre verzweifelten, aber ach zu späten Worte der Reue tröpfelten wie Balsam in mein wundes Gemüt, bis mich die Tragik meines eigenen Schicksals übermannte, ich halbwegs befriedigt einschlief und als abschliessende Enttäuschung die bittere Gewissheit mit hinübernahm, dass sich die salzigfeuchten Spuren meines letzten Weltschmerzes auf dem Kopfkissen wohl kaum bis zum Morgen konservieren liessen.

    Inzwischen – leider – findet man die gute alte Formel nicht mehr gut genug, um dem Informationsbedürfnis des modernen Menschen Rechnung zu tragen. Wo das Fernsehen nicht nur Kriegsschauplätze, sondern verstümmelte Leichen und von Entsetzen entstellte Gesichter in die gute Stube zerrt, kann das Radio natürlich nicht bei seinen altertümlichen Floskeln stehenbleiben. Man ist nicht mehr so zimperlich. Wer sich heute aus welchen Gründen von welcher Truppe auch immer ohne Erlaubnis entfernt, hat sich nicht zu beklagen, wenn ihm nun mittels Ultrakurzwellen in aller Öffentlichkeit die Klartext-Diagnose aufgestempelt wird wie ein Kainszeichen: «Der Vermisste leidet an Gemütsdepressionen und dürfte umherirren.» Poing! Dann folgen, wie üblich, weitere private Details, wieviele Plomben, Jacketkronen, Brücken, Teilprothesen – wozu? Meine Zähne gehen nur mich selbst, meinen Zahnarzt und schlimmstenfalls einen Gerichtsmediziner etwas an. Der Durchschnittsradiohörer wird solches erstens sofort wieder vergessen und zweitens ohnehin nichts anfangen können damit. Es gibt nur zwei Möglichkeiten, den Vermissten zu finden: tot oder lebendig. Ist er tot, so würde ich jedenfalls als ehrlicher Finder seiner Leiche zwar kaum den obligaten Schrei ausstossen, den man uns in Krimis immer als natürliche Reaktion weismachen will, mich aber sicher auch nicht bemüssigt fühlen, in fremden Zähnen herumzustochern, um herauszufinden, ob diese die vermisste oder eine unvorhergesehene Leiche sei. Treffe ich den Vermissten noch am Leben, umherirrend und unter Gemütsdepressionen leidend (aber so etwas sieht man doch!), mit der im Signalement beschriebenen flaschengrünen Bundfaltenhose und dem schütteren graublonden Haar, so ist es erst recht problematisch, ihn dazu zu bringen, freiwillig seine Zähne zu zeigen. Und wenn er ein lupenreines Naturgebiss vorzuweisen hätte? Da stünd' ich dann, ich armer Tor, und versuchte ihm begreiflich zu machen, dass alles an ihm richtig wäre, wenn er nur nicht die falschen Zähne hätte.

Aber jetzt haben sie das Ei des Kolumbus gefunden. Vor wenigen Wochen habe ich die neuste Version gehört: «Der Vermisste ist zeitweise depressiv.» Gut, nicht? Unverfänglich, modern, informativ. Und als Einzelheit zum Signalement geradezu ideal, weil der Kreis der in Frage kommenden Personen so drastisch begrenzt wird.

Von sechs Millionen Einwohnern sind höchstens fünfeinhalb Millionen «zeitweise depressiv».

Kurzarbeit

Ich erhalte neuerdings einen Lohn. Besser gesagt: einen Lohnausweis. Ich bin gekränkt, und das kann er nicht begreifen: die Sache ist ja rein technischer Natur, nur auf dem Papier sozusagen. Aber das ist mir ein schwacher Trost. Bisher war ich der Meinung, meine Mithilfe in der Praxis sei unbezahlbar, und plötzlich ist sie nun weniger wert als die monatliche Telefonrechnung. Aus der Liebe Lohn ist der liebe Lohn geworden, und statt meinem Chef notfalls auf den Knien für sein grosszügig mit mir geteiltes tägliches Brot zu danken, kann ich mir ausrechnen, ab wann er sich eine Scheidung von mir finanziell nicht mehr würde leisten können... schöne Aussichten! Und alles wegen der AHV, deren Ausschüttungen mich ohnehin erst im nächsten Jahrtausend – wenn überhaupt je – benetzen werden. Ich weiss natürlich genau, aus welcher nordöstlichen Gegend unseres Landes dieser neue Wind weht. Es ist ein typisches Geschoss von Vetter Eugens Trick-Kaliber.

Vetter Eugen, muss man wissen, ist so etwas wie eingebrachtes Frauengut. In einer Hausratliste würde ich ihn als zweischneidiges Schwert deklarieren. Abwechslungsweise bewundere und verwünsche ich ihn. Er ist die personifizierte politische und familiäre Machtkonzentration, wie es sie wohl nur im Thurgau gibt: Landarzt, Tierarzt, Zahnarzt, Unternehmer, Richter, Retter, Kuppler, Links- oder Rechtsanwalt, je nachdem, was opportun und selbstverständlich absolut legal ist. Und im Zweifelsfall testet er undichte Gesetze unverfroren im Alleingang.

Das Beste oder doch Unverfänglichste an Vetter Eugen ist Tante Olga, mittlerweile knapp sechzigjährig, ursprünglich in jungen Jahren bei Vetter Eugen angestellt als Mädchen für alles, später legalisiert als Frau für alles. Jahrzehntelang verkörperte sie – nun, heute würde man so etwas eine soziale Institution mit einem Pensum von dreieinhalb Sozialarbeitern nennen. Sie organisierte die Praxis, wusch, bügelte, faltete Tupfer, schaffte auf eigene Rechnung ein Krankenmobilienmagazin an, wo es nichts zu mieten, höchstens zu leihen gab, prüfte die ärztlichen Ratschläge auf ihre praktische Durchführbarkeit, ehrte einheimisches Schaffen auf den umliegenden Bauernhöfen und hatte stets ein Ohr für Sorgen und Nöte, ohne daraus gleich eine «telefonische Konsultation durch Drittpersonen» zu machen.

Vetter Eugen, dessen ärztliches Labor sich über Jahre hinweg auf einen Spirituskocher und ein Dutzend Glasröhrchen beschränkt hatte, schaffte sich im Lauf der Zeit einen richtigen Sterilisator und ein Photometer an. Anfangs halbtags, später ganz, stellte er eine junge Witwe aus dem Dorf an, die sich in Abendkursen die Kenntnis der neuen Labormethoden aneignete und von Vetter Eugen zu gleichen Teilen mit Sozialprestige, einem neuen Lebensinhalt und Bargeld entlohnt wurde. Tante Olga war es auf diese Weise möglich, weiterhin soziale Institution zu spielen. Sie empfing und verabschiedete die Patienten, nahm Telefongespräche entgegen, erledigte die Korrespondenz und verband den Einkauf von Bienenhonig und Eiern mit unverbindlichen Besuchen, die dennoch mittelbarer Teil einer ärztlichen Betreuung waren.

So ging es über vier Jahrzehnte. Dann wuchsen Dorf und Ärzteschaft, und Vetter Eugen, mit fast siebzig Jahren noch einsatzfähig wie eh und je, sah sich durch äussere Umstände zu einer Reduktion seiner Praxis gezwungen. Noch immer unerschrockener Pröbler in Gesetzesdingen, schrieb er der zuständigen Behörde, dass er ab sofort Kurzarbeit einführe und demnächst wegen mangelnder Beschäftigung eine seiner Angestellten entlasse, und da seine Arztgehilfin zwar telefonieren und Verbände wechseln, seine Frau jedoch keine photometrischen Bestimmungen durchführen könne, so sei wohl oder übel die Frau zu entlassen. Er rechnete dem Amt vor, wie lange seine angetraute Arbeitnehmerin schon die Prämien der Arbeitslosenversicherung bezahlt hatte und fragte höflich an, wie man die Lage höheren Ortes beurteile.

Man beurteilte. Folgendermassen: die im Betrieb des Ehemannes mitarbeitende Ehefrau hat keinen Anspruch auf Leistungen aus der Arbeitslosenversicherung. Dass sie Prämien bezahlt hat, spielt keine Rolle.

Ich begreife die Behörde sehr gut. Richtigerweise sollte man den Begriff «Prämie» hier allerdings fallen lassen und «Steuer» einsetzen. Aber «Prämie» riecht so frisch und sauber nach angenehmer Sicherheit, sogar nach einem Restchen Freiwilligkeit. Auch ich bezahle lieber Prämien als Steuern.

Vetter Eugen aber, so ahne ich schon, wird nächstens wieder geräuschvoll einen logischen Denkvorgang zelebrieren und in seiner markanten Handschrift dem geschätzten Neffen den finanziell vorteilhaften Vorschlag unterbreiten, mich an den Nachbarkollegen zu verdingen und dafür dessen Frau in der Praxis zu

beschäftigen. Dann nämlich müsste die Arbeitslosenversicherung...
So weit kommt's noch.

Bibliophiles

Natürlich hat es die Frau gut gemeint. Mit mir, meinem Büchergestell und der Ästhetik schlechthin. Dennoch traf mich fast der Schlag, als ich nach den Ferien die Tür zu unserem blitzblank geputzten Büro öffnete.

Ich darf kaum behaupten, dass ich die Unordnung der kreuz und quer liegenden und stehenden Bücher, Broschüren und Lexika mit teils mehr als schmuddeligen Schutzumschlägen je als besonders wohltuend empfunden hätte. Aber ach, der Anblick all der nackten, von ihren Umschlägen entblössten Bände, die mir ihre keuschen, beinah fabrikneuen Rücken zudrehen, zieht mir das Herz zusammen. Nicht genug damit: Was immer ich nach Kriterien eingeteilt hatte, die sich nur als in meinem Kopf spinnwebartig zusammengehaltene Sachgebiete verstehen liessen, ist zerrissen und neu nach Farbtönen aufgereiht worden, die wie Fanfarenstösse von den Wänden grüssen: eine Reihe Schwarz, eine halbe Lage Rot, alle Nuancen von Hellorange über Bordeaux bis Violett, wie die Farbstifte im Kindergarten, zuunterst die Atlanten quer, und darüber nochmals Schwarz in Reih' und Glied, der reinste Trauermarsch.

Ich konnte es schon immer nicht leiden, wenn andere, sei es in meiner Farbstiftschachtel, sei es sonst in meinem Leben, für Ordnung sorgten. Die Schwierigkeit, mich durchzusetzen, liegt in der offensichtlichen Opferbereitschaft dieser andern. Und so ring' ich mich denn auch diesmal dazu durch, meiner Helferin für die gelungene Überraschung verbindlichst zu danken. Nach zwei Tagen habe ich mich an den Anblick der Bibliothek soweit gewöhnt, dass ich es wage, die Bücher zu berühren, und siehe da: plötzlich überkommt mich ein völlig neues Büchergefühl. Die Vertrautheit mit meinen Büchern, so merke ich nun, war nur die Gewohnheit, ihr Äusseres zu kennen, einen Schriftzug, einen Schmutzfleck, eine zerknitterte Stelle. So neu, wie sie sich jetzt präsentieren, habe ich mit einemmal Lust, dieses und jenes nochmals neu zu lesen, neu zu entdecken. Und was ist denn das für ein schmales Bändchen, das sich da zwischen den beiden grossen Wälzern in der unteren «Schwarzen Reihe» dünnmacht? – Michael Balint – ach, den gibt es also tatsächlich auch noch! Wie lange das her sein mag, seit ich «ihn» zum letztenmal in den Händen hielt?

Damals kannten wir sicher Frau Bender noch nicht – oder doch? Sie war eine der ersten Patientinnen meines Mannes, sein erstes Erfolgserlebnis mit Pauken und Trompeten – und das muss er büssen; möglicherweise lebenslänglich. Frau Bender hatte ein krankes Ohr, das chronisch entzündet bis vereitert war und allen bisherigen wiederholten Antibiotica-Bombenangriffen standgehalten hatte, seit Jahren. Sie war eine unerhört tapfere Frau, die all ihre Fieberschübe, ihre Schmerzen, ihre Schwächen mit einer Handbewegung wegwischte und mit letzter Kraft stets für ihre Familie sorgte, und die Nachbarn, die Freunde und Verwandten, die ihr dabei so gut wie möglich halfen, waren sich einig: das war eine wirklich tapfere Frau. Mitten in dieses Idyll platzte also mein neuer Landarzt mit eisernem Besen, schickte die Frau zu einem Zahnarzt mit der Bitte, man möge eine Röntgenaufnahme der Zahnwurzeln machen, und eine Woche später waren die Leiden der jungen Benderin ausgelitten, der Eiterherd entdeckt und ausgeräumt, und von Stund an war die Frau ein anderer Mensch. Ihrer Heldenhaftigkeit beraubt, passierten ihr plötzlich die seltsamsten Dinge, zuerst äusserlicher Natur: sie stürzte auf der Treppe, schnitt sich in den Finger, rutschte in der Badewanne aus, verstauchte den Knöchel. Dann verinnerlichten sich ihre Beschwerden zusehends: Schwindelanfälle, Unterleibsschmerzen, Herzklopfen, Schweissausbrüche, und so weiter in zunehmendem Tempo durchs ganze Doktorbuch in alphabetischer Reihenfolge. Manchmal konnte mein Mann wieder aufatmen, wenn sie bei Abklärungen hin und wieder für ein paar Wochen an einem Spezialisten hängenblieb, und er tat mir geradezu leid, wenn ich sie von neuem im Wartezimmer sitzen sah, in aufrechter, fast kriegerischer

Haltung, tapfer noch immer trotz all der Leiden, wenngleich nicht mehr so sehr bewundert von ihren Angehörigen. Inzwischen hätte es manch einen neuen Besen auszuprobieren gegeben in unserer Gegend, aber da lässt sich Frau Bender nicht beirren: er ist es, der büssen muss. Und wenn ich nicht genau wüsste, dass solche Dinge unbewusst geschehen, so würde ich mir eher gestatten, über Art und Charakter der neusten Leiden nachzudenken, die immer subtiler und «unabklärbarer» werden, ein teuflisches Instrumentarium beinahe. Wenn um nullsechs nullnull das Telefon schrillt, so ist es Frau Bender, die vor zehn Minuten warme Milch getrunken hat, und seit einigen Tagen passiert es ihr, dass sie ein seltsam pelziges Gefühl auf der Zunge spürt, wenn sie morgens zuerst Milch trinkt, da kann doch etwas nicht stimmen. Trinkt sie Tee oder Kaffee, so tritt dieses Phänomen nicht auf, nur bei Milch, und auch da ist es nach rund zwanzig Minuten wieder verschwunden, sonderbar, nicht? Das ist auch der Grund, warum sie sofort anruft, denn nicht wahr, bei etlichen Krankheitsbildern ist es unbedingt erforderlich, dass man die notwendigen Untersuchungen unverzüglich im akuten Zustand vornimmt.

Mein Mann, der offenbar nicht wach genug ist, dies für erforderlich zu halten, rät Frau Bender geduldig und resigniert, ab sofort morgens nur noch Tee oder Kaffee zu trinken und die Milch zu dieser Tageszeit ganz wegzulassen. «Hätte ich dieser Frau doch nur ihr Ohr gelassen», stöhnt er und zieht schlaftrunken die Decke über den Kopf, um möglicherweise noch einmal eine Runde Schlaf zu erwischen, bevor der Wecker schellt, «bestimmt würde es uns allen dann besser gehen.»

Nachdenklich wiege ich das schmale schwarze Bändchen in der Hand – ob ich es ihm wieder einmal als stillen Wink aufs Nachttischchen lege? – Nein. Ich stelle es wieder zurück in die starre Lücke zwischen den beiden umfangreichen Büchern, wo ihm der Zufall und seine putzwütige Helfershelferin einen eigenartig sinnvollen Platz bestimmt haben: zwischen unserer Traubibel und Pasternaks «Doktor Schiwago».

Wanderer, kommst du nach Chongqing...

Mein Herzallerliebster, wenn Du mich jetzt sehen könntest: mitten in den lehmigtrüben Fluten des Yangtsekjang lasse ich mich auf einem dreistöckigen Seelenverkäufer durch die Blasbalgschlucht treiben, sitze auf meiner Einkaufstasche voller Geschenke und mindestens siebzig Meter Crêpe de Chine, und beteilige mich an einer Sammlung von Papiertaschentuch-Fragmenten für unseren Bergführer, der an einem pfundigen Jahrhundertpfnüsel leidet.

Die Vorgeschichte: als Gäste der chinesischen Freundschaftsgesellschaft durften wir gestern im Hafenviertel von Chongqing ein Dis-

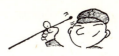
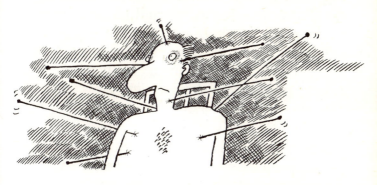

pensorium besuchen und der obligaten Akupunktur-Jam-Session beiwohnen; ein Höhepunkt für jene Reiseteilnehmer, die sich seit Tagen mit den unglaublichsten Akupunktur-Erfolgen gegenseitig zu übertrumpfen versuchten, nicht selbsterlebten zwar, aber doch fast, ein guter Bekannter der Freundin oder die Frau eines Arbeitskollegen, und ich hatte die Ohren, die Nase und überhaupt alle Sinnesorgane so randvoll davon, dass mir auch der letzte Rest meiner sonst recht gesunden Neugierde in lähmende Kritiklosigkeit abzugleiten drohte. Ausgesprochen passiv sass ich im grauen Wartezimmer und liess mich mit der Gruppe von der Brigadeführerin und dem dolmetschenden Lokalführer herzlichst willkommen heissen, erst auf chinesisch, dann auf französisch. Ein junger Akupunktur-Arzt, der seit seinem vierzehnten Altersjahr hier praktiziert, erklärte uns penetrant widerstrebend und gelangweilt die

Instrumente und ihre Anwendungsgebiete; ich erzähle Dir dann zuhause alles im Detail, aber Du kannst Dir ja wohl denken, dass mich mehr als alles andere die wunderhübschen Bezeichnungen für die verschiedenen Instrumente beeindruckten. So bin ich nun eifrig am Ausarbeiten von Vorschlägen zur Umbenennung Deiner prosaischen Praxisgeräte – was hältst Du beispielsweise davon, fortan Herz und Lunge mit der «Zwillingsschwanzfeder des lauschenden Phoenix» zu auskultieren oder im gynaekologischen Bereich den «silbernen Schnabel der Pekingente» zu benützen?

Nun also, die Erklärungen waren relativ einfach und unklar, und mein Denkapparat signalisierte fortlaufend schwache Fragezeichen, die aber kaum die Formulierungsstufe, geschweige denn den französischen Teil meines Sprachzentrums erreichten, selbst dann nicht, als wir vom Lokalführer erwartungsfroh zum Fragenstellen aufgefordert wurden. Nur eine junge Frau aus dem Waadtland – molliges Kätzchen mit sinnlichen Nasenflügeln – die sich im Büro gelangweilt und auf Akupunktur umgesattelt hatte (sie nimmt nur «très peu» dafür, weil es ihr so sehr Spass macht: zwischen sechzig und hundert Franken pro Sitzung), holte eine Plastikpuppe mit aufgemalten Punkten und Nummern hervor und wollte genaue Instruktionen über etwas, das ich nicht verstand. Die Brigadière, der Führer und der Akupunkteur verstanden offenbar genauso wenig, und nachdem also keine Fragen mehr hängig waren,

wollte man zur Demonstration schreiten.
Möchte jemand – ? Lange Gesichter: niemand hatte ein behandlungswürdiges Leiden mitgebracht.

Schliesslich rettete der Bergführer die Ehre unserer Gruppe, indem er sich an ein rheumatisches Leiden in seiner Schulter erinnerte. Mutig zog er sein Hemd aus und liess sich – auf einem hölzernen Stuhl mitten im Warte-Behandlungs-Sitzungs-Begrüssungs-Sprechzimmer – kaltlächelnd die Nadeln setzen, eine sehr lange unter dem Schultergelenk durch, eine kürzere in den Ellbogen, und bekam den Auftrag, zu melden, sobald er irgendwo eine Schwellung verspüre.

Ich sah mir sein Gesicht aufmerksam an. Manchmal zuckte ein Muskel am Hals, manchmal reflexartig der ganze Kopf, besonders wenn der Akupunkteur mit der Nadel rasch oszillierend im Ellbogen herumstocherte. Nach etwa zwei Minuten bemerkte ich, wie seine Wangenhaut pergamentig und die Augen leicht gelblich wurden. Da ich ihm am nächsten sass, hielt ich meine Aufmerksamkeit «Gewehr bei Fuss» und sondierte unauffällig das Terrain für eine Notlandung. Aber meine Sorge war umsonst. Erwartungsgemäss nach drei Minuten meldete der Bergführer das gewünschte «gonflement» an, nicht in der Schulter zwar und nicht im Ellbogen, sondern im Kopf. Der Akupunkteur nickte beifällig: der Proband hatte die richtige Antwort gegeben. Die Nadeln wurden heraus- und das Hemd wieder angezogen, der Schmerz war weg, die Schulter frei beweglich, wie der Geheilte freudvoll armkreisend nach allen Seiten demonstrierte.

Strahlend ging er zu seinem Platz zurück, liess sich von seinem Bergsteigerfreund gewaltig auf die nun gesunde Schulter klopfen, ohne mit der Wimper zu zucken, erteilte ringsum leutselig Auskünfte auf deutsch und französisch, l'affaire est finie, tatsächlich, ich hätte mich nicht gewundert, wenn er plötzlich auch noch chinesisch gesprochen hätte, und während die offiziellen Gruss- und Dankadressen hin- und hergedolmetscht wurden, bekam er eine Gesichtsfarbe wie angeschimmelte Buttermilch, verdrehte den Kopf nach oben, die Augen zur Seite und sackte vornüber. Entsetzt hielten ihn die Nachbarn an den Oberarmen fest. Innert zwei Sekunden kehrte die Farbe wieder ins Gesicht, rasch, heftig, tomatenrot.

Der Lokalführer, zu dessen Aufgaben es wohl gehört, die vom Freundschafts-Reisebüro empfohlenen Anti-Panik-Sprüche für Katastrophenübungen dauernd präsent zu haben, erhob unverzüglich seine Stimme und bat die Anwesenden um Verständnis für diese ganz natürliche Reaktion auf die Nadel, aber angesichts des Tempos einer alten Chinesin, die mit aufgezogener Injektionsspritze die vorderste Stuhlreihe durchpflügte, glaubte er es wohl selbst nicht ganz. Die Spritze half, aber nur kurz, und erneut augenverdrehend und noch immer auf seinem Stuhl sitzend tauchte der Bergführer wieder in den chinesischen Hades.

Meinem mühsam antrainierten Gefühl für Diskretion gehorchend, beschloss ich, die tumultuöse Stätte zu verlassen und möglichst viele Zuschauer mit hinauszulocken, aber im gleichen Augenblick sah ich unsere Reiseleiterin in steifer Haltung und mit erstarrendem Blick neben der Tür sitzen. Mit zwei Schritten war ich bei ihr und fasste sie unter den Armen. «Es geht gleich wieder», flüsterte sie ohne Überzeugung meiner Gürtelschnalle zu, und nun rutschte neben mir auf der Türschwelle auch noch die welsche Akupunkteuse mitsamt ihrer Akupuppe langsam in die Hocke, derweil ihr Ehemann – Schwimmlehrer, Bademeister und Lebensretter – hilflos ihr linkes Handgelenk in die Höhe zerrte. Da standen sie nun, die starken Mannen wie Tannen, ausnahmslos tapfere Schweizer Soldaten, denen allen vor nicht zu langer Zeit Kameradenhilfe angedrillt worden war, und schauten fassungs- und tatenlos zu, wie sich die Reihen der Aufrechten zunehmend lichteten. Also lehnte ich meine Reiseleiterin sitzend gegen die Wand, packte Madame an den Schultern und schleppte sie auf die nächste Holzbank im Korridor, stemmte ihre Beine hoch, und während sie allmählich wieder zu sich kam, begann ein Chinese mit nassen Fingern in ihren Ellbeugen zu zupfen, ein anderer nahm mir die immer noch schweren Beine ab, ein weiterer –

An dieser Stelle, muss ich leider sagen, war es mit meiner völkerverbindenden Toleranz und dem Traum von den umschlungenen

Millionen aus. Ein bisschen Aufregung, muffige Räume und die süss-sauer-scharfe Ausdünstung der drei chinesischen Helfer hautnah neben mir, und schon verliess ich feige meine hilfebedürftige Mitschwester und bahnte mir, die Hand vor dem Mund, das Gesichtsfeld bedrohlich eingeschränkt, meinen Weg nach draussen, wo neugierige Werktätige unsere Lobeshymnen auf die östliche Wundermedizin erwarteten. Ich machte ein freundliches Gesicht, hielt mich so diskret wie möglich an der nächsten chinesischen Mauer fest und veranstaltete private Konzentrationsübungen mit lautlos rezitierten Versen, als da sind:

«Wanderer, kommst du nach Sparta, verkündige dorten, du habest/uns hier liegen gesehn...»

Mit herzlichen Grüssen
Deine Hippolyta

PS. Der Bergführer hat in seiner Schulter keine Schmerzen mehr gespürt. Ob er sich statt dessen nun durch jenes «gonflement» einen Stirnhöhlenkatarrh eingehandelt hat, ist ungewiss. Jedenfalls, so sagt er, hätte er sonst per Saldo doch lieber seine relativ harmlosen Schulterbeschwerden wieder. Zumal es in China keine Papiertaschentücher gibt.